어깨 통증 「오십견」의 진단과 치료

단계별 통증을 이기는 스트레칭과 운동요법

Yoshihiko YAMAMOTO | 정효준 · 서준원

어깨 통증 「오십견」의 진단과 치료

단계별 통증을 이기는 스트레칭과 운동요법

Yoshihiko YAMAMOTO | 정효준 · 서준원

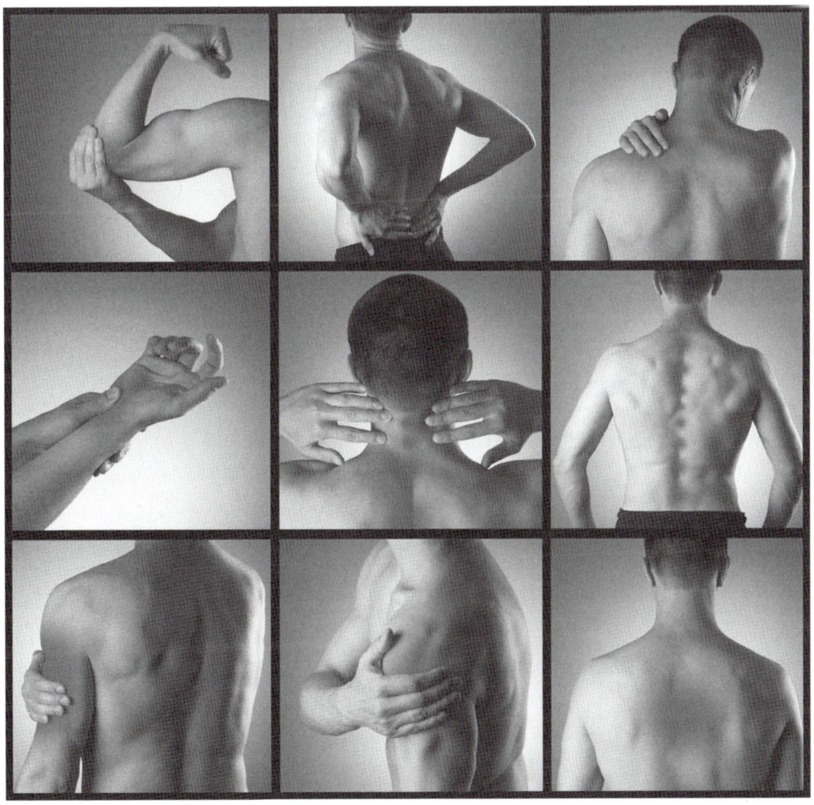

옮긴이 소개

◈ **정 효 준**

- 수재활의학과의원 원장
- 재활의학과 전문의
- 번역) '정형내과', '비수술정형외과',
  '초음파를 이용한 말초신경차단',
  '어깨기능운동', '골반교정운동',
  '질환별 체조요법' 등

◈ **서 준 원**

- 수재활의학과의원 원장
- 재활의학과 전문의
- 번역) '정형내과', '비수술정형외과',
  '초음파를 이용한 말초신경차단',
  '어깨기능운동', '골반교정운동'
  '질환별 체조요법' 등

어깨 통증 「오십견」의 진단과 치료

단계별 통증을 이기는 스트레칭과 운동요법

발 행 2019년 5월 24일
지 은 이 Yoshihiko YAMAMOTO
옮 긴 이 정 효 준, 서 준 원
발 행 인 홍 성 혁
발 행 처 **신흥메드싸이언스**
디 자 인 박 은 경
주 소 서울시 영등포구 양산로 53, 501호
(양평동3가, 월드메르디앙비즈센터)
등록번호 제318-2007-000077호
전 화 02-2165-8670
팩 스 02-2165-8675
홈페이지 www.shmed.co.kr
I S B N 978-89-6498-068-2 93510
정 가 29,000원

[서 문]

오십견(냉동견, frozen shoulder)은 오래되었지만 새로운 질병이다. 인류가 땅에서 손을 떼고 직립하여 어깨관절이 체중을 지탱했던 것에서 팔을 크게 움직이는 것에 중점을 옮겼을 때부터 사람에게 오십견은 어깨관절의 숙명이 되었다고 할 수 있다. 그리고 인류가 장수할 수 있게 되어 평균 수명이 50세를 넘은 것으로 오십견은 표면화된 것은 아닐까 생각한다.

사람이 손을 자유롭게 움직이고, 물건을 정확하게 조작하거나 무거운 물건을 들기 위해서는 팔이 붙어 있는 어깨관절이 안정적이어야 한다. 그리고 어떤 것을 던지는 동작을 하기 위해서는 어깨관절에 큰 운동 범위가 필요하다. 이렇듯이 어깨에는 '안정'과 '운동'이라고 하는 상반되는 요소가 필요하다는 것을 알 수 있다. 특히 스포츠에서는 이 안정과 운동이 함께 요구되는 상황이 빈번하게 일어난다. 어깨관절은 항상 궁극적인 선택 속에서 사용되고 있다. 복잡하게 손을 사용하는 인류의 어깨에는 엄청난 부담이 되고 어깨관절 질환의 요인이 되고 있다.

오십견과 사십견은 같은 질환이다. 물론 증상도 같지만, 40대의 사람에게 '오십견'이라고 말하기 어렵기 때문에 사십견이라고 하는 사람도 있다. 현재, 오십견(사십견)은 어깨관절 주위염의 하나로 자리매김하고 있다. 원인은 명확하지 않으며 갑자기 어깨가 아프거나 움직일 수 없게 되는 것부터 시작된다. 야간에도 통증이 나타나기 때문에 숙면을 취할 수도 없다. 증상이 비슷한 질환도 있기에 감별이 필요하다. 경과는 사람마다 달라 반년 만에 낫는 사람이 있는 반면 2년 정도 걸려 낫는 사람도 있다. 그러나 통증이 사라져도 어깨가 올라가지 않거나 생각처럼 움직일 수 없는 등, 기능장애가 남는 사람도 적지 않다. 기능장애는 일상생활과 같은 동작에서는 전혀 문제가 없는 것 같지만 어깨에 큰 부하가 걸리는 취미활동이나 스포츠 등에서 위화감을 느끼는 경우가 있다. 본서는 그러한 기능 장애를 남기지 않기 위한 재활에 대해 소개한다.

오십견의 경과를 보면 각 시기의 명칭은 여러 가지이지만 크게 3개로 단계를 나눌 수 있다. 마음대로 움직여서 통증을 악화시키지 않도록 또한 과도한 안정으로 어깨관절 가동역에 운동 제한을 남기지 않도록 각각의 병기에 맞는 치료 방법을 기재하였다. 오십견 치료는 '통증을 견디고 어깨를 움직이면 되는 것'이 아니다. 각각의 단계에 따라 증상이 다르기 때문에 치료 방법도 달라진다. 가능한 한 빨리 낫게 하여 어깨에 기능장애를 남기지 않기 위해 적절한 시기에 적절한 운동을 하는 것이 중요하다.

본서에 나오는 평가법이나 치료법이 전부는 아니다. 여기에 나타낸 방법에 따라 환자의 어깨 상태에 맞춰 대응할 수 있다면 좋겠다.

어깨관절의 치료와 관리에 관련된 의료인과 어깨가 아파 어려움을 겪고 있는 환자들에게 추천하고 싶은 책이다.

2015년 4월

나가노 보건의료대학 보건과학부
재활학과

Yoshihiko YAMAMOTO

[목 차]

[용어해설]

용 어	처음 출현	해 설
정렬(alignment)	23	인체 구조상의 본래 뼈의 위치. 뼈와 뼈의 위치 관계가 무너진 채 관절을 움직이면 뼈나 근육에 필요 이상의 힘이 가해져 통증의 원인이 된다.
체성감각(somatesthesis)	24	촉압각, 온냉각, 통각 등의 피부 감각과 손발의 운동이나 위치를 전하는 심부 감각을 말한다. 시각이나 청각 등의 특수 감각은 감각기를 확실하게 구분할 수 있는데 체성감각은 외관상 잘 알 수 없다.
낭(cyst) 형성	28	장액(serous fluid)을 포함한 낭포가 큰결절 부위 등에 형성되는 것
뼈 위축	29	뼈의 양이 감소한 상태이며 뼈 흡수가 뼈 형성을 상대적으로 상회함으로써 생긴다. ×선 소견으로는 뼈겉질이 얇아지고, 뼈의 양이 감소, 뼈속질 공간이 확대되는 등이 보인다.
폐용성	29	안정 상태가 장기간 지속되면서 기관의 기능이 저하되거나 상실되는 것. 어깨관절을 과도하게 안정 상태로 두면 근육과 관절 주변의 조직이 위축되어 관절의 움직임이 제한된다.
퇴행 변성(변성)	30	노화에 의해 조직이나 세포의 기능이 저하된 데 따른 신체 기능 및 구조 변화
석회침착	30	칼슘 성분이 석회화되어 근육이나 힘줄에 침착되는 것. 석회화 힘줄염은 침착 부위에 심한 통증을 호소하며, 쉽게 압통점을 촉지할 수 있는 경우가 많다.
충돌(impingement)	30	어깨관절을 벌리면 위팔뼈의 큰결절과 어깨뼈의 봉우리가 충돌하고, 그 때 돌림근띠의 일부나 봉우리밑주머니가 끼워 들어가게 된다. 그 충돌과 마찰로 염증이나 통증이 생겨 기능장애를 일으키는 것을 어깨관절의 충돌증후군이라고 한다.
펌핑 효과	44	통증의 경감과 어깨 가동 범위의 개선을 목적으로 하고, 생리식염수나 스테로이드제를 관절주머니에 주입하는 방법에 의해 관절 내 유착을 박리하여 관절 공간의 확대를 도모한다. 또한 이로 인해 관절 내압이 변하기 때문에 순환 동태를 개선하는 효과를 기대할 수 있다.

레이노(Rayneud) 현상	51	팔 · 다리의 말초 혈관이 수축하여 혈류장애가 일어나 창백, 청색증, 발적 등과 같이 피부 색이 변한다.
평가	55	환자의 증상이나 장애를 파악하여 정보를 분석하고 치료 방침을 세운다. 그 치료 결과를 확인하며 환자의 미래를 예측하는 과정을 말한다. 오십견의 급성기에서는 어깨의 통증이 가장 큰 문제가 되지만, 통증만 문제로 삼는 것이 아니라 일상생활이나 사회적 측면 등 환자의 배경에 눈을 돌리는 것이 중요하다.
보상운동	92	일반적인 방법으로는 목적하는 운동이나 동작이 어려울 때, 다른 신체 운동에 의해 목적의 운동이나 동작을 하는 것을 말한다.
등척성 수축 (isometric contraction)	95	근육 수축이 생기면서 근육의 이는곳과 닿는곳의 거리가 변하지 않는 수축 양식. 예를 들면 매달리기 운동으로 몸을 들어 올렸다 멈췄을 때의 위팔두갈래근 수축을 말한다.
구심성 수축 (등장성 수축, isotonic contraction)	107	근육 수축이 생기면서 근육의 이는곳과 닿는곳이 가까워지는 수축 양식. 예를 들면 매달리기 운동으로 몸을 들어 올릴 때의 위팔두갈래근 수축을 말한다.
원심성 수축 (efferent contraction)	107	근육 수축이 생기면서 근육의 이는곳과 닿는곳이 떨어지는 수축 양식. 예를 들면 매달리기 운동에서 몸을 들어 올렸다가 내릴 때의 위팔두갈래근 수축이다.
PNF(고유 수용성 신경근 진통) 운동	109	주로 고유 수용기(관절주머니의 수용기, 인대의 수용기, 근육 방추, 힘줄 기관, 피부의 수용기)를 자극함으로써 신경 근육 기구의 반응을 촉진하는 운동. 근력 강화, 운동 협조성의 개선 등을 목적으로 한다.

제1장

어깨관절의 구조

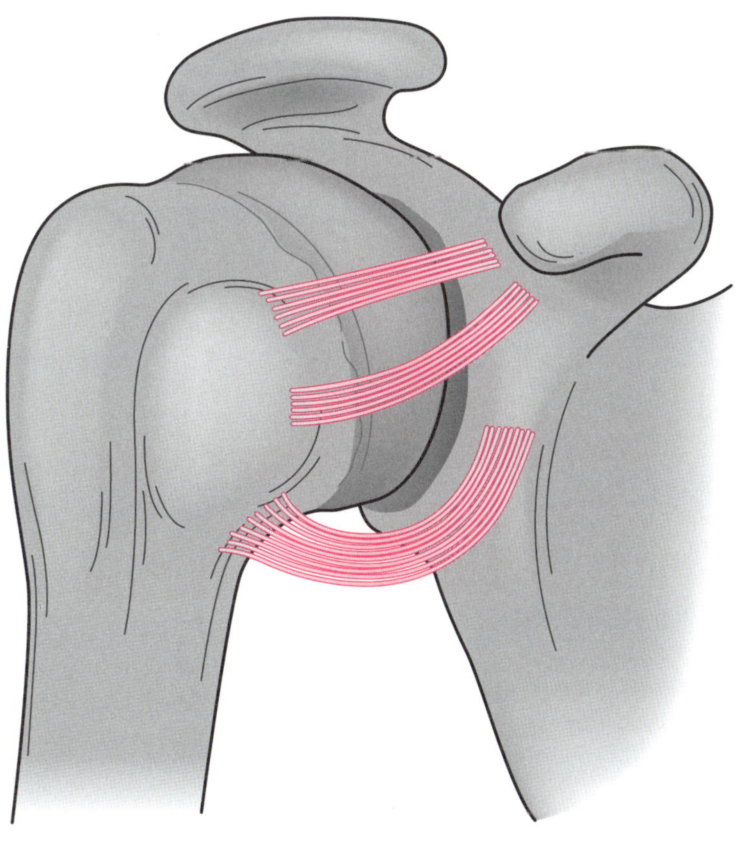

A. 어깨관절의 구조

1. 팔이음뼈(견갑대)의 뼈대

팔이음뼈(shoulder girdle)는 위팔뼈, 빗장뼈, 어깨뼈, 갈비뼈로 구성되어 있으며, 몸통과 팔을 연결하는 역할을 하고 있다. 어깨나 팔은 많은 관절이 함께 움직이므로 다양한 움직임이 가능하다(그림 1).

어깨관절(shoulder joint)은 ⓐ 어깨위팔관절(그림 1 ❶), ⓑ 어깨가슴우리관절(그림 1 ❷), ⓒ 봉우리밑관절(그림 1 ❸), ⓓ 봉우리빗장관절(그림 1 ❹), ⓔ 복장빗장관절(그림 1 ❺)이라고 하는 관절로 구성되어 있다. 그리고 갈비척주관절, 복장갈비관절, 돌기사이관절, 갈비가루돌기관절이라는 관절도 관여하고 있다. 그 중에서도 어깨관절의 중심이 되는 것이 어깨뼈와 위팔뼈로 이루어진 어깨위팔관절, 복장뼈와 빗장뼈로 이루어진 복장빗장관절, 어깨뼈와 갈비뼈로 이루어진 어깨가슴우리관절이다.

여기서 중요한것은 팔이음뼈는 다른 뼈대 구조와 유일하게 복장빗장관절에서만 결합한다는 점이다. 이 결합 이외에는 팔을 포함하여 팔이음뼈 전체를 연부조직으로 받치고 있다. 연부조직이란 근육, 힘줄, 근막을 말하며 부드럽게 당겨 늘일 수 있는 구조이다. 그래서 팔이음뼈는 아주 큰 자유도(degree of freedom)가 주어지고, 모든 방향으로 움직일 수 있다는 장점이 있는 반면 연부조직을 손상시킬 수 있다는 단점도 가지고 있다.

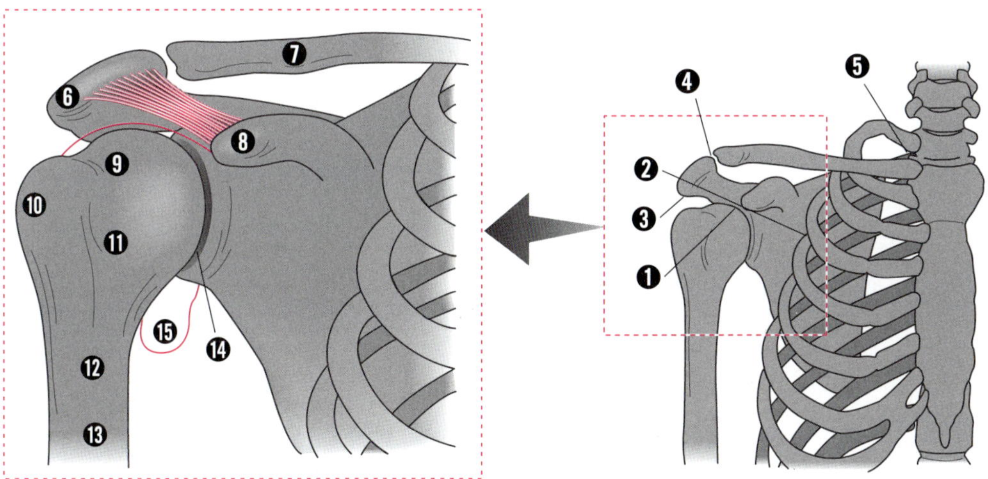

그림 1 팔이음뼈의 구조

❶ 어깨위팔관절(scapulohumeral joint), ❷ 어깨가슴우리관절(scapulothoracic joint), ❸ 봉우리밑관절(subacromial joint), ❹ 봉우리빗장관절(acromioclavicular joint), ❺ 복장빗장관절(sternoclavicular joint), ❻ 봉우리(acromion), ❼ 빗장뼈(clavicle), ❽ 부리돌기(coracoid process), ❾ 해부목(anatomical neck), ❿ 큰결절(greater tubercle), ⓫ 작은결절(lesser tubercle), ⓬ 외과목(surgical neck), ⓭ 위팔뼈(humerus), ⓮ 어깨뼈밑오목(subscapular fossa), ⓯ 관절주머니(articular capsule)

2. 팔이음뼈의 각 관절

ⓐ 어깨위팔관절(견갑상완관절, scapulohumeral joint)

좁은 의미의 어깨관절이기도 한 어깨위팔관절(견갑상완관절)은 어깨뼈의 관절오목, 위팔뼈의 뼈머리 관절을 형성하고 있다. 위팔뼈 상단에 있는 둥근 뼈머리를 받아 들이기 위해서 연골이나 관절테두리로 불리는 조직이 조금이라도 관절이 안정될 수 있도록 넓은 접시 모양으로 되어 있다. 이러한 모양은 가동성이 아주 좋다는 장점도 있지만 동시에 아주 불안정하다는 특징도 있다. 가동성이 좋지만 인대에 의한 결합은 약하기 때문에 탈구되기 쉬운 점도 있다.

어깨위팔관절의 움직임에 대해서는 p.17 ⓑ를 참조.

ⓑ 어깨가슴우리관절(견갑흉곽관절, scapulothoracic joint)

해부학적 의미의 관절이 아니라 어깨뼈 앞면과 가슴우리의 뒷면 사이를 의미한다. 어깨뼈는 가슴우리와 인대, 관절주머니로 연결되지 않고 근육(어깨밑근, 앞톱니근, 척주기립근)과 빗장뼈를 통해 연결되어 있기 때문에 어깨뼈와 복장빗장관절 또는 봉우리빗장관절은 항상 움직인다. 많은 근육이 부착되어 있으며 유주성이 높기(이동하기 쉽다) 때문에 근력에 따라 위치가 좌우되기 쉽다는 특징이 있다.

어깨가슴우리관절의 움직임(어깨뼈의 움직임)을 다음과 같이 정리하였다(그림 2 ❶~❻).

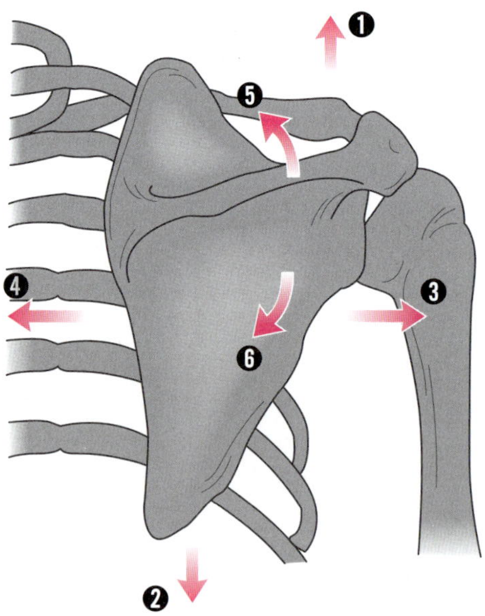

그림 2 어깨뼈의 움직임

❶ 올림, ❷ 내림, ❸ 벌림, ❹ 모음, ❺ 위쪽 돌림, ❻ 아래쪽 돌림

❶ 올림(거상): 어깨뼈를 위쪽으로 올린다.

❷ 내림(하제): 어깨뼈를 아래쪽으로 내린다.

❸ 벌림(외전): 어깨뼈를 가쪽으로 벌린다.

❹ 모음(내전): 어깨뼈를 안쪽으로 모은다.

❺ 위쪽 돌림(상방회전): 어깨뼈 관절오목을 위쪽(머리 쪽)으로 돌린다.

❻ 아래쪽 돌림(하방회전): 어깨뼈 관절오목을 아래쪽(발 쪽)으로 돌린다.

ⓒ 봉우리밑관절(견봉하관절, subacromial joint)

어깨뼈의 봉우리와 위팔뼈 사이에서 쿠션 역할을 하는 봉우리밑주머니를 봉우리밑관절(또는 제2 어깨관절)이라고 한다. 팔을 들어 올릴 때 봉우리밑주머니가 위팔뼈머리와 봉우리 사이에 미끄러져 들어감으로써 어깨위팔관절을 부드럽게 움직일 수 있다.

ⓓ 봉우리빗장관절(견봉쇄골관절, acromioclavicular joint)

빗장뼈의 봉우리 끝과 어깨뼈의 봉우리가 연결되는 평평한 관절이다. 봉우리빗장관절이 기능함으로써 복장빗장관절 · 어깨가슴우리관절·어깨위팔관절의 협조성을 높이고 어깨 운동을 원활하게 한다.

ⓔ 복장빗장관절(흉쇄관절, sternoclavicular joint)

몸통과 팔을 연결하는 유일한 관절이며, 몸통과 어깨 및 팔을 연동시키고 있다. 어깨를 위아래 또는 앞뒤로 이동시키는 중요한 역할을 한다.

복장빗장관절이 움직임에 따라 긴장하는 인대는 다음과 같다(그림 3).

① 위쪽으로 올릴 때 긴장함: 갈비빗장인대

② 아래쪽으로 내릴 때 긴장함: 빗장사이인대 · 관절주머니 윗부분

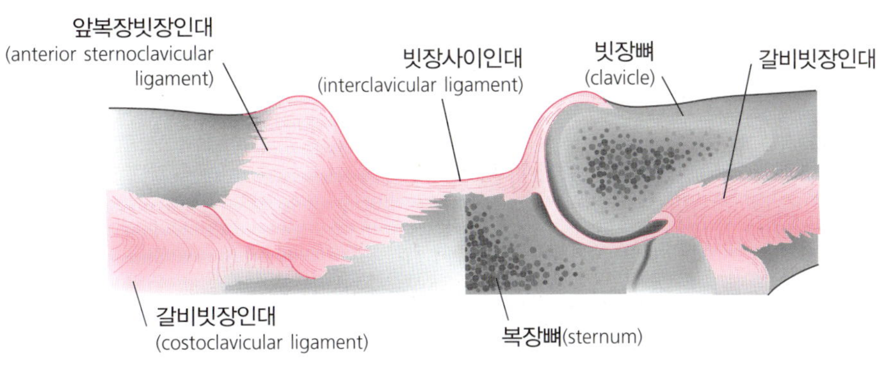

그림 3 복장빗장관절의 인대

③ 앞쪽으로 움직일 때 긴장함: 갈비빗장인대 · 뒤복장빗장인대
④ 뒤쪽으로 움직일 때 긴장함: 갈비빗장인대 · 앞복장빗장인대

3. 팔이음뼈의 근육

어깨와 목 주변의 뼈에는 항상 머리와 팔의 무게를 지탱하여 큰 부담이 되고 있으며, 그 뼈를 지탱하고 있는 것이 근육이다.

신체의 표면을 좌우 대칭으로 감싸고 있는 근육을 표층근(outer muscle)이라고 하며, 어깨관절 운동의 원동력이 된다. 표층근 아래에는 심층근(inner muscle)이라고 불리는 근육이 신체 깊은 곳에 존재하며, 팔을 부드럽게 움직이기 위해서는 이들 근육의 수축과 이완이 번갈아 일어나고 리드미컬하게 움직이는 것이 중요하다.

ⓐ 표층근(outer muscle)(그림 4~6)

어깨관절 운동의 동력원이 되는 것이 표층근이다.

1) 등세모근(승모근)(그림 4 ❶, 그림 5 ❶)

목 뒤에서 어깨뼈 전체를 감싸는 아주 큰 근육이다. 위 · 중간 · 아랫부분인 세 개의 근육섬유로 나누어져 있으며 각각의 작용은 다음과 같다.

- 윗부분 섬유: 어깨뼈의 올림, 어깨뼈의 위쪽 돌림
- 중간부분 섬유: 어깨뼈의 모음
- 아랫부분 섬유: 어깨뼈의 내림, 위쪽 돌림

2) 넓은등근(광배근)(그림 4 ❷, 그림 5 ❷)

등세모근이 몸통의 뒤 위쪽을 감싸도록 넓은등근은 뒤 아래쪽을 감싸고, 척주와 위팔을 연결하고 있다. 어깨관절의 모음 또는 안쪽 돌림, 폄에 작용한다.

3) 어깨세모근(삼각근)(그림 4 ❸, 그림 5 ❸, 그림 6 ❸)

어깨관절 가장 가쪽이며, 어깨를 만지면 만져지는 큰 근육이다. 앞·중간·뒷부분인 세 개의 근육섬유로 나뉘어 구조와 작용이 다른 별개의 근육으로서 취급한다. 각 작용은 다음과 같다.

- 앞부분 섬유: 어깨관절의 굽힘
- 중간부분 섬유: 어깨관절의 벌림
- 뒷부분 섬유: 어깨관절의 폄, 수평 벌림

4) 큰가슴근(대흉근)(그림 6 ❹)

가슴에서 어깨관절에 걸쳐 이어져 있으며 가슴 전체를 감싸고 있다. 빗장뼈 섬유, 복장갈비 섬유, 배부분 섬유인 세 개의 섬유로 나뉜다. 작용은 어깨관절의 모음, 굽힘, 안쪽 돌림이다.

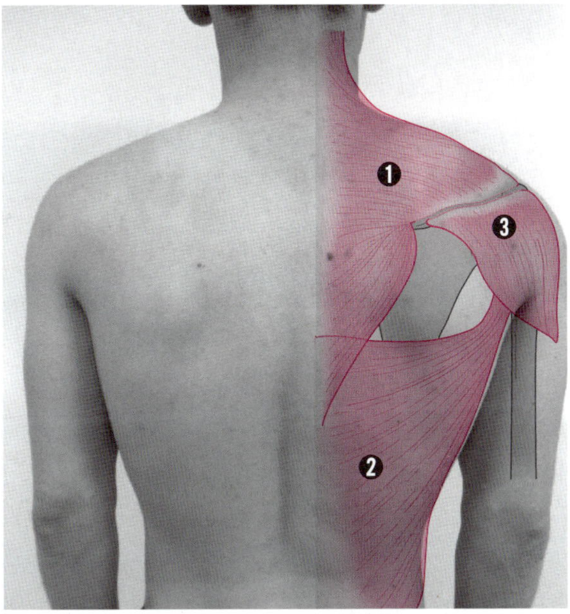

그림 4 표층근 ①

❶ 등세모근(trapezius muscle), ❷ 넓은등근(latissimus dorsi muscle), ❸ 어깨세모근(deltoid muscle)

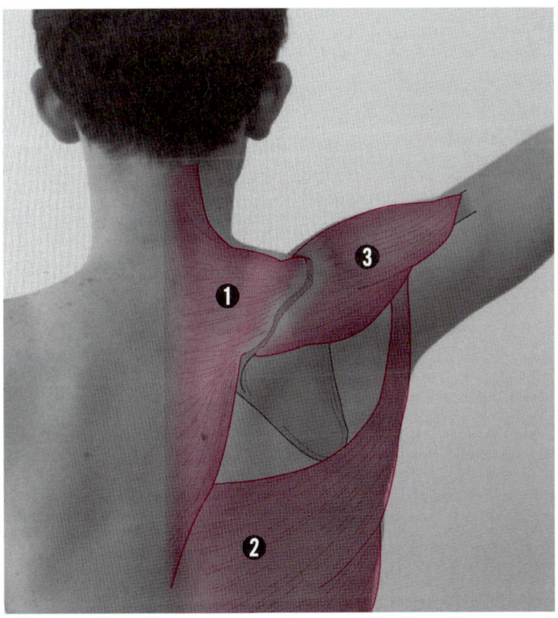

그림 5 표층근 ②

❶ 등세모근, ❷ 넓은등근, ❸ 어깨세모근

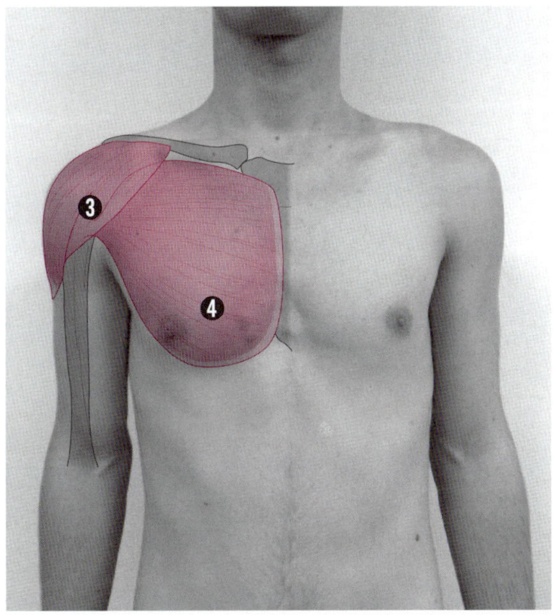

그림 6 표층근 ③

❸ 어깨세모근 ❹ 큰가슴근(pectoralis major muscle)

ⓑ 심층근(inner muscle)(그림 7~9)

1) 가시위근(극상근)(그림 7 ❶, 그림 8 ❶)

어깨뼈 윗부분에 위치하고 어깨뼈와 위팔뼈를 고정하며, 동적 안정성을 유지하는 작용을 한다. 어깨를 너무 많이 사용하면 자주 장애가 발생하는 근육이다. 작용은 어깨관절의 벌림이다.

2) 가시아래근(극하근)(그림 7 ❷, 그림 8 ❷)

어깨뼈 뒤쪽에 위치하고 어깨관절을 뒤쪽으로 유지하는 데 중요한 작용을 하며, 가시위근 다음으로 장애가 발생하기 쉬운 근육이다. 작용은 어깨관절의 가쪽 돌림이다.

3) 큰원근(대원근)(그림 7 ❸, 그림 8 ❸, 그림 9 ❸)

넓은등근과 함께 움직이는 근육이다. 두 개의 근육은 겨드랑이의 뒤쪽 가장자리의 경계가 된다. 작용은 팔을 모음 또는 폄하여 안쪽 돌림한다.

4) 작은원근(소원근)(그림 7 ❹, 그림 8 ❹)

본질적으로는 가시아래근의 보조 근육이다. 작용은 어깨관절의 모음 또는 가쪽 돌림이다.

5) 큰.작은마름근(대.소능형근)(큰마름근: 그림 7 ❺, 그림 8 ❺, 작은마름근: 그림 7 ❻, 그림 8 ❻)

등세모근 아래에 존재하며, 목과 어깨뼈 안쪽으로 이어져 있는 근육이다. 작용은 어깨뼈의 모음이며, 작은마름근은 약간 위쪽으로도 작용한다.

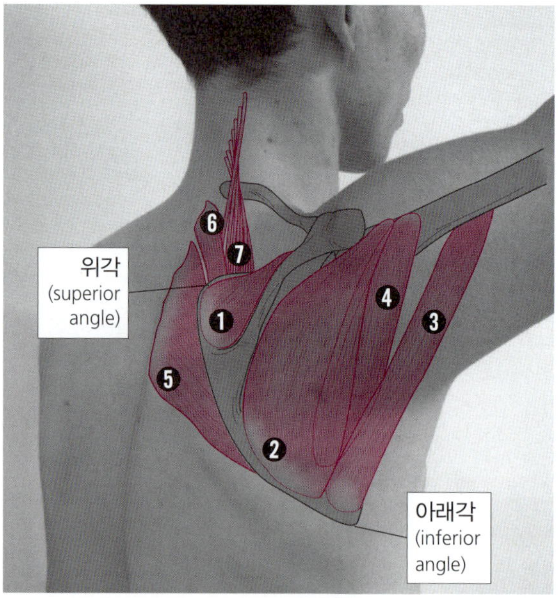

그림 7 심층근 ①

❶ 가시위근(supraspinatus muscle), ❷ 가시아래근(infraspinatus muscle), ❸ 큰원근(teres major muscle), ❹ 작은원근(teres minor muscle), ❺ 큰마름근(rhomboid major muscle), ❻ 작은마름근(rhomboid minor muscle), ❼ 어깨올림근(levator scapulae muscle)

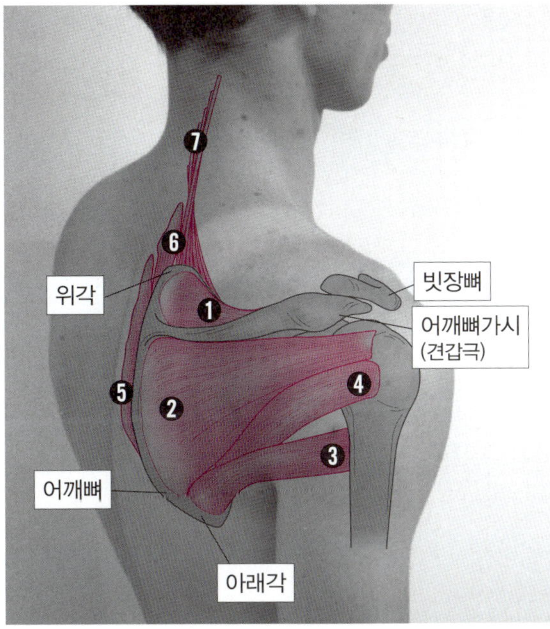

그림 8 심층근 ②

❶ 가시위근, ❷ 가시아래근, ❸ 큰원근, ❹ 작은원근, ❺ 큰마름근, ❻ 작은마름근, ❼ 어깨올림근

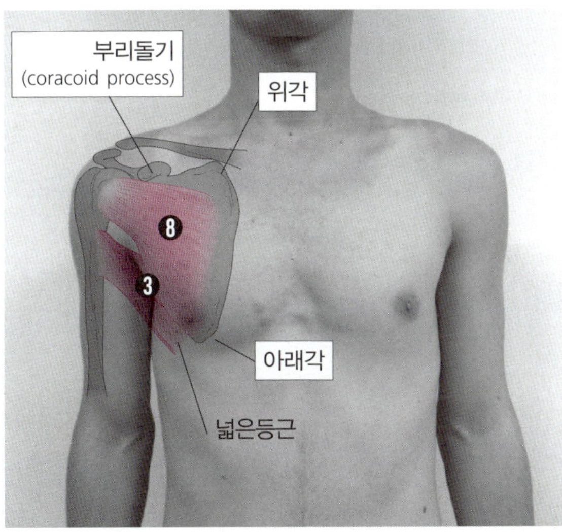

그림 9 심층근 ③

어깨뼈 앞면을 몸의 앞쪽에서 본 그림. ❸ 큰원근, ❽ 어깨밑근(subscapularis muscle)

6) 어깨올림근(견갑거근)(그림 7 ❼, 그림 8 ❼)

목의 옆에서부터 어깨뼈로 이어져 있는 근육으로 머리의 무게를 지탱하고 있다. 작용은 어깨뼈의 올림이다.

7) 어깨밑근(견갑하근)(그림 9 ❽, 그림 13)

어깨뼈와 갈비뼈 사이에 존재하며 어깨관절의 고정 근육이다. 작용은 어깨관절의 안쪽 돌림이다.

ⓒ 위팔의 근육

주요 동작으로는 팔 운동이 되지만 팔이음뼈 운동의 보조 근육이기도 하다.

1) 위팔두갈래근(상완이두근)(그림 10)

어깨뼈에서 위팔 앞쪽에 걸쳐 있는 근육으로 긴갈래와 짧은갈래로 나뉜다.

2) 위팔세갈래근(상완삼두근)(그림 11)

어깨뼈에서 위팔 뒤쪽에 걸쳐 있는 근육으로 긴갈래, 가쪽갈래, 안쪽갈래로 나뉜다.

3) 부리위팔근(오훼완근)(그림 12)

부리돌기에서 위팔뼈 안쪽으로 이어진다.

ⓓ 자세에 따른 근육의 작용

어깨관절의 돌림(가쪽 돌림 · 안쪽 돌림) 운동에 관해서는 팔의 자세에 의해 근육의 작용이 달라진다(표 1).

ⓔ 돌림근띠(회전근개, rotator cuff)

심층근 중에서도 어깨뼈에서 위팔뼈머리에 걸쳐 주행하는 근육 군으로, 가시위근, 가시아래근, 어깨밑근, 작은원근인 네 개의 근육을 합쳐 부르는 명칭이다(그림 13).

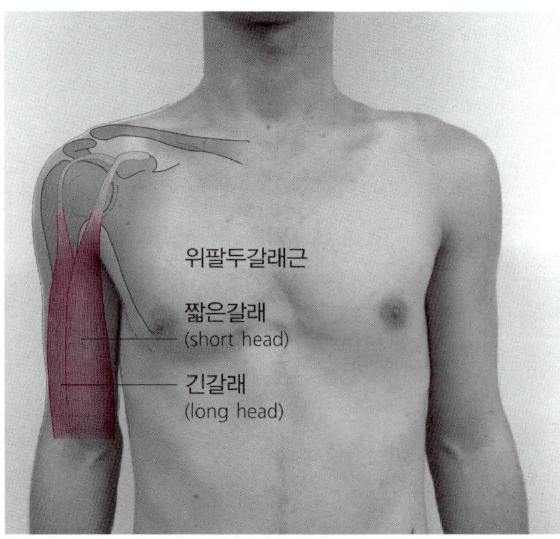

그림 10 위팔두갈래근(biceps brachii muscle)

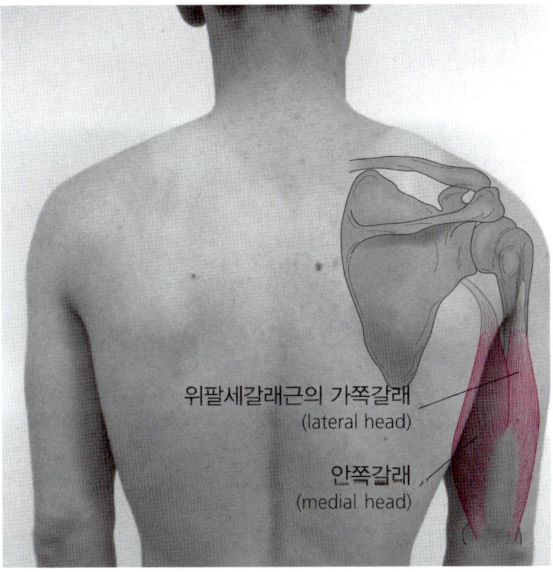

그림 11 위팔세갈래근(triceps brachii muscle)

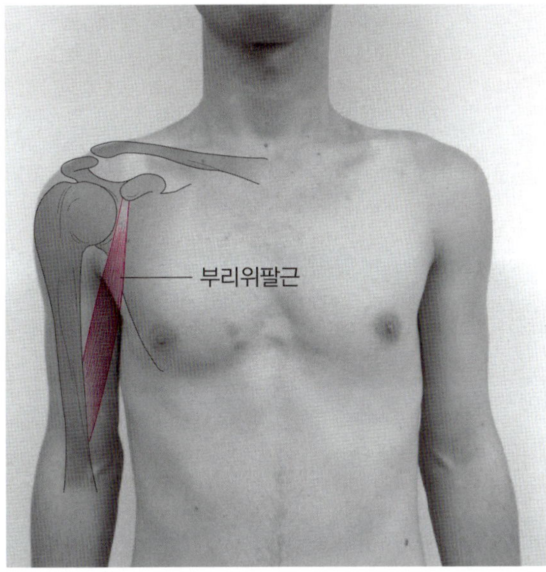

그림 12 부리위팔근(coracobrachialis muscle)

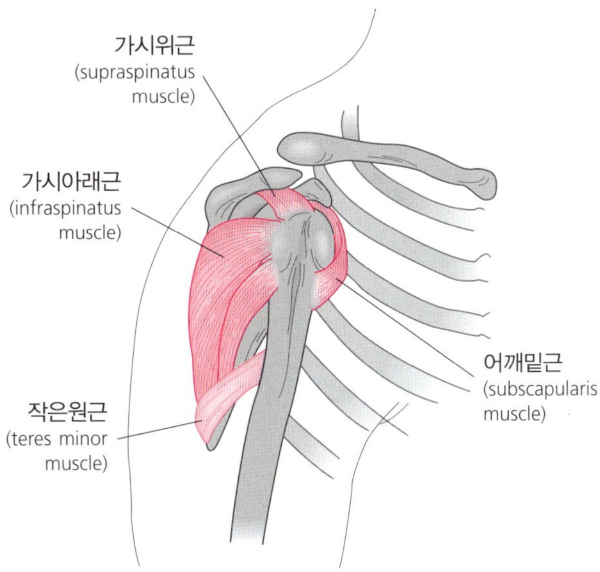

그림 13 돌림근띠(rotator cuff)

어깨위팔관절의 앞쪽을 어깨밑근, 위쪽을 가시위근, 아래쪽을 가시아래근과 작은원근이 감싸고 있다. 위팔뼈머리의 표면에는 이들 근육이 일체가 되어 힘줄 모양으로 되어 있다.

이 돌림근띠의 각 근육이 균형 있게 작용함으로써 어깨관절을 구성하는 각각의 뼈를 올바른 위치로 조절하여 부드러운 어깨관절 움직임을 가능하게 한다. 이 4개의 근육은 어깨뼈에 대하여 위팔뼈의 위치를 조절하기 때문에 이들이 정상적으로 움직이지 않으면 어깨관절의 장애가 발생하기 쉽다.

표 1 자세에 따른 근육의 작용

		제1 자세	제2 자세	제3 자세
가시아래근		벌림 · 가쪽 돌림(받침점 형성)	벌림(받침점 형성) · 가쪽 돌림	수평 폄
작은원근		약한 가쪽 돌림	강한 가쪽 돌림	더욱 강한 가쪽 돌림
어깨밑근	윗부분 섬유	안쪽 돌림 (윗부분 섬유>아랫부분 섬유)	안쪽 돌림 (윗부분 섬유>아랫부분 섬유)	안쪽 돌림 효율이 낮음
	아랫부분 섬유			
큰원근		약한 안쪽 돌림	모음 · 안쪽 돌림	안쪽 돌림 · 폄
큰가슴근	빗장뼈 섬유	위팔뼈 위쪽 치우침 · 굽힘 · 모음 · 안쪽 돌림	수평 굽힘	수평 굽힘
	복장갈비 섬유	모음 · 안쪽 돌림	수평 굽힘 · 모음 · 안쪽 돌림	수평 굽힘 · 폄 · 안쪽 돌림
	배부분 섬유	–	수평 굽힘 · 모음 · 안쪽 돌림	수평 굽힘 · 폄 · 안쪽 돌림
위팔두갈래근		굽힘	수평 굽힘	–
위팔세갈래근		폄	약한 모음	폄
부리위팔근		굽힘	수평 굽힘	약간의 수평 굽힘

4. 팔이음뼈의 인대

어깨관절의 안정성을 높이기 위해서는 인대가 필요하다.

ⓐ 오목위팔인대(관절상완인대)(그림 14)

관절주머니의 일부가 두꺼워져, 관절주머니의 윗부분을 보강하는 강한 인대이다.

❶ 위관절 위팔인대: 아래쪽 안정성에 기여하고 있다.

❷ 중간관절 위팔인대: 약간 벌림 자세에서 앞쪽·아래쪽 안정성에 기여하고 있다.

❸ 앞아래관절 위팔인대: 벌림, 가쪽 돌림 자세에서 앞쪽 안정성에 기여하고 있다.

ⓑ 부리어깨봉우리인대(오훼견봉인대)(그림 15 ❶)

어깨뼈의 부리돌기와 봉우리 사이에 뻗어 있는 비교적 강한 인대이다. 부리돌기 또는 봉우리와 함께 부리어깨봉우리활(coracoacromial arch)을 형성한다. 어깨관절을 위에서 감싸는 구조를 하고 있고, 그 아래를 돌림근띠가 빠져 나간다. 어깨관절이 수평에서 위쪽으로 올라가는 것을 억제하고 있다.

ⓒ 부리빗장인대(오훼쇄골인대)(그림 15 ❷, 그림 15 ❸)

원뿔인대와 마름인대를 합쳐 부리빗장인대라고 한다. 어깨관절 중에서도 상당히 강하고, 어깨뼈를 빗장뼈 쪽으로 올리는 형태로 벌림·굽힘 등의 움직임이나 앞쪽·뒤쪽 등의 움직임을 제한, 벌림 할 때에는 강인한 인대가 긴장하여 빗장뼈를 뒤쪽 돌림으로 이끈다.

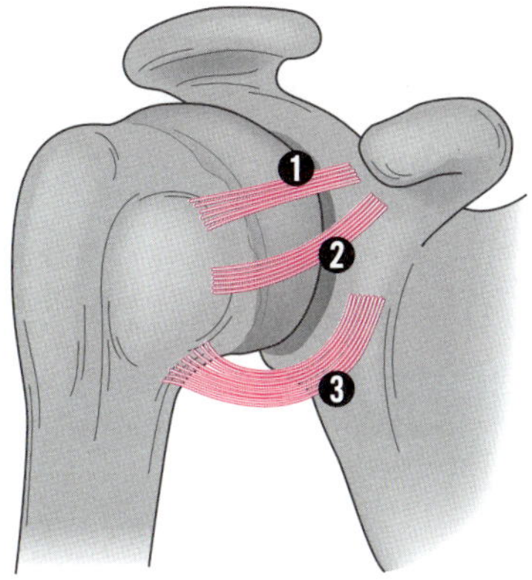

그림 14 오목위팔인대

❶ 위관절 위팔인대(superior glenohumeral ligament), ❷ 중간관절 위팔인대(middle glenohumeral ligament), ❸ 앞아래관절 위팔인대(inferior glenohumeral ligament)

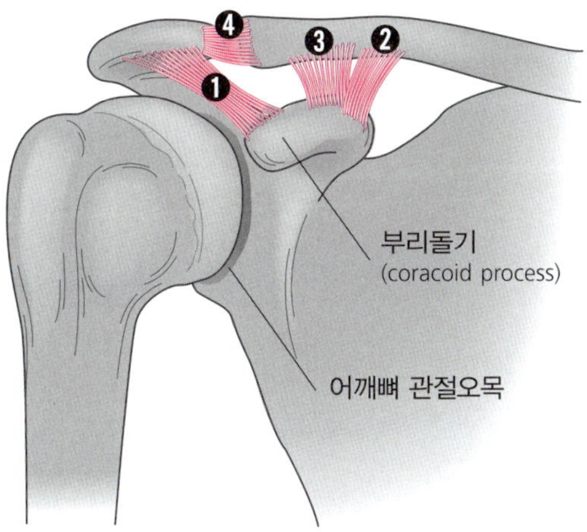

그림 15 어깨관절의 인대

❶ 부리봉우리인대(coracoacromial ligament), ❷ 원뿔인대(conoid ligament), ❸ 마름인대(trapezoid ligament), ❹ 봉우리빗장관절(acromioclavicular joint)

ⓓ 봉우리빗장인대(견봉쇄골인대)(그림 15 ❹)

결합이 그리 강하지 않은 인대로, 운동 제한은 별로 없으며 관절의 안정성에 기여한다. 그러나 어깨세모근이나 등세모근의 부착에 의해 결합 섬유가 강화된다.

ⓔ 돌림근띠(회전근개) 간격(그림 16)

부리돌기의 가쪽에서의 어깨밑근과 가시위근 사이의 틈으로 돌림근띠의 저항감 압 부위로서 존재한다. 또한, 어깨밑근과 가시위근의 주행 차를 완충하는 조절 기구의 역할도 한다.

위쪽은 부리위팔인대에 의해 보강되고 아래쪽은 위팔두갈래근 긴갈래힘줄이 주행한다. 어깨관절 가쪽 돌림 자세에서는 돌림근띠 간격은 긴장되어 관절 내압이 상승하고, 안쪽 돌림 자세에서는 돌림근 간격은 느슨해지며, 관절 내압도 저하되는 구조가 된다.

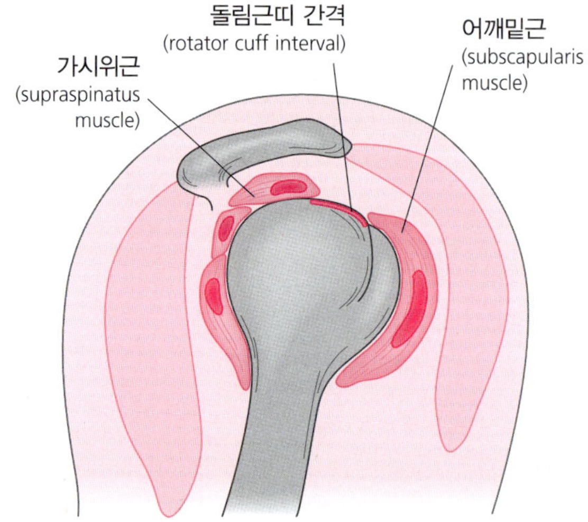

그림 16 어깨관절의 주변 근육 + 힘줄과 돌림근띠 간격

B. 어깨관절의 운동

1. 어깨의 랜드마크

운동을 관찰할 때 몸의 표면에서 드러나 보이는 부위를 랜드마크라고 한다. 팔이음뼈는 다음과 같은 랜드마크가 있다(그림 17).

❶ 어깨뼈가시(견갑극): 어깨뼈 뒷면의 윗부분에 있는 위가쪽으로 늘어나는 편평한 능선(ridge)

❷ 어깨봉우리(견봉): 어깨뼈가시 끝의 융기

❸ 어깨뼈 위각: 어깨뼈 삼각형의 꼭지각 중 안쪽 위에 있는 각

❹ 어깨뼈 아래각: 어깨뼈 삼각형의 꼭지각 중 아래쪽에 있는 각

❺ 어깨뼈 안쪽모서리: 어깨뼈 안쪽에 있는 모서리에서 척주와 거의 평행하는데 약간 안쪽으로 볼록한 곡선을 그림

❻ 어깨뼈 가쪽모서리: 어깨뼈의 가쪽모서리는 겨드랑이를 향하고, 가쪽 위에서 안쪽 아래로 비스듬하게 주행

❼ 작은결절: 위팔뼈 가쪽에 있는 2개의 융기 중 앞면으로 돌출하는 작은 결절

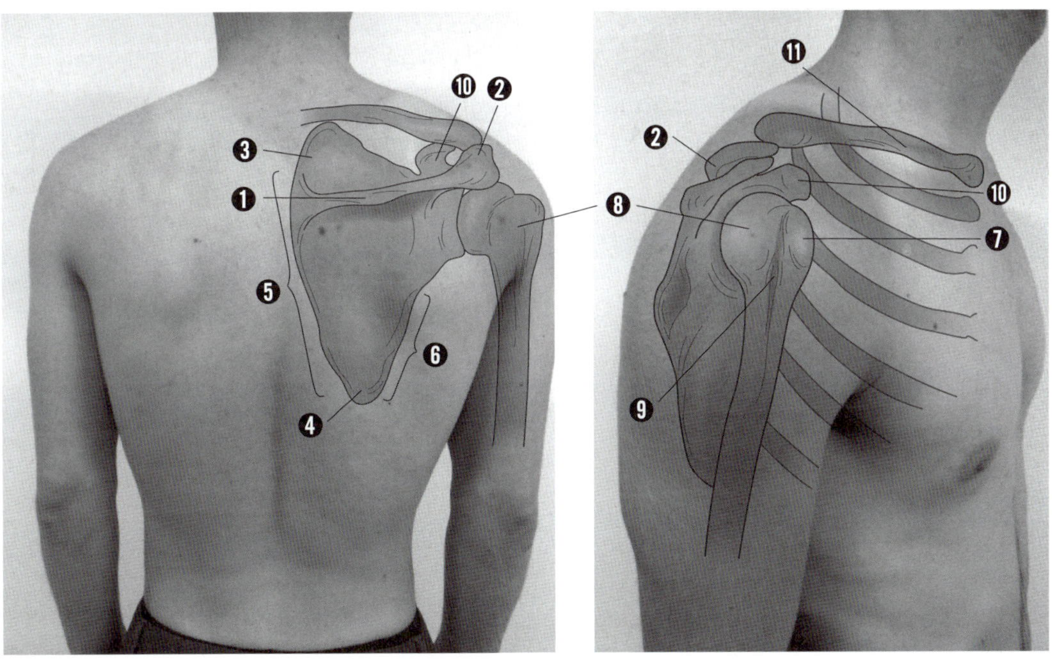

그림 17 어깨의 랜드마크

❶ 어깨뼈가시, ❷ 봉우리, ❸ 어깨뼈 위각, ❹ 이깨뼈 아래각, ❺ 어깨뼈 안쪽모서리, ❻ 어깨뼈 가쪽모서리, ❼ 작은결절, ❽ 큰결절, ❾ 결절사이고랑, ⑩ 부리돌기, ⑪ 빗장뼈

❽ 큰결절: 위팔뼈 가쪽에 있는 2개의 융기 중 가쪽을 향하는 큰 결절

❾ 결절사이고랑(결절간구): 큰결절과 작은결절 사이의 고랑. 위팔두갈래근 긴갈래힘줄이 지남

❿ 부리돌기(오훼돌기): 빗장뼈 가쪽의 바로 아래의 홈에 존재하는 어깨뼈 위모서리 가쪽부분에 있는 휜 융기

⓫ 빗장뼈

2. 어깨관절의 움직임 방향

ⓐ 어깨위팔관절의 움직임

좁은 의미의 어깨관절인 어깨위팔관절의 움직임은 다음과 같은 요소로 구성되어 있다.

1) 미끄러짐과 돌림(회전)(그림 18-a)

어깨관절의 굽힘 또는 벌림 시 위팔뼈머리(상완골두)는 미끄러지면서 돌아가듯이 움직인다.

2) 휘돌림(그림 18-b)

위팔을 비트는 '휘돌림'이라는 움직임이다. 이 동작에 의해 손을 머리 뒤에서 잡거나 공을 던지는 동작이 가능하다.

3) 관절 견인(그림 18-c)

짐을 내릴 때 위팔뼈머리는 위아래로 움직일 수도 있다.

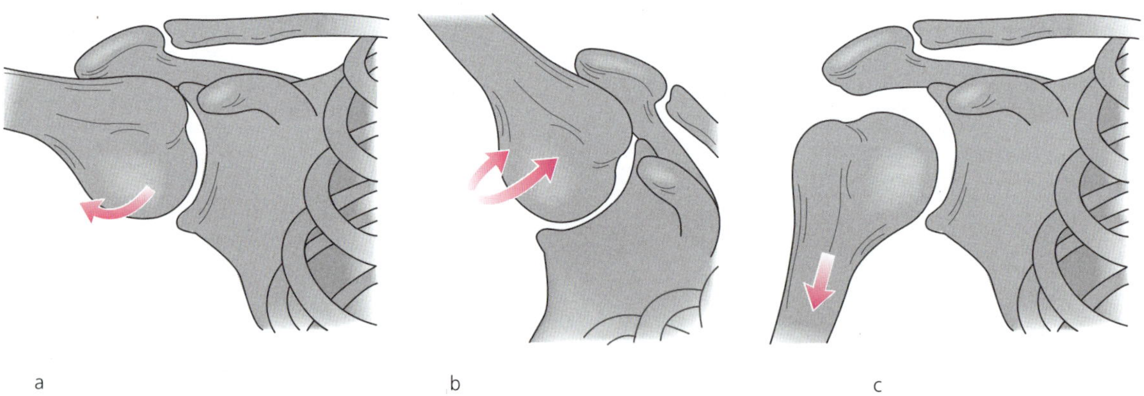

그림 18 어깨위팔관절의 움직임
a: 미끄러짐과 돌림(회전), b: 휘돌림, c: 관절 견인

ⓑ 어깨위팔관절의 움직임 방향

어깨위팔관절은 3차원 방향으로 움직일 수 있다. 반면, 결합이 약하고 탈구되기 쉬운 점도 있다. 이 움직임의 방향은 다음과 같은 요소로 구성되어 있다.

❶ 굽힘(앞쪽 올림): 내리고 있는 팔을 곧게 앞쪽으로 올린다(그림 19).

❷ 폄(뒤쪽 올림): 내리고 있는 팔을 곧게 뒤쪽으로 올린다(그림 20).

❸ 벌림(가쪽 올림): 팔을 옆으로 벌린다(그림 21).

❹ 모음: 옆으로 벌린 팔을 아래쪽으로 내린다. 내린 팔을 몸 앞으로 옮긴다.(그림 22).

❺ 가쪽 돌림: 위팔을 회전축으로 하여 어깨를 가쪽 방향으로 돌린다/비튼다(그림 23).

❻ 안쪽 돌림: 위팔을 회전축으로 하여 어깨를 안쪽 방향으로 돌린다/비튼다(그림 24).

❼ 수평 폄(수평 벌림): 수평면에서 팔을 앞쪽에서 뒤쪽으로 옮긴다(그림 25).

❽ 수평 굽힘(수평 모음): 수평면에서 팔을 뒤쪽에서 앞쪽으로 옮긴다(그림 26).

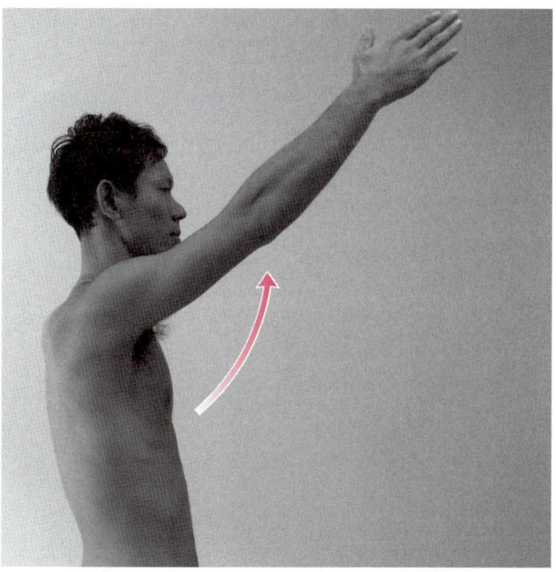

그림 19 어깨관절의 움직임 방향(❶ 굽힘)

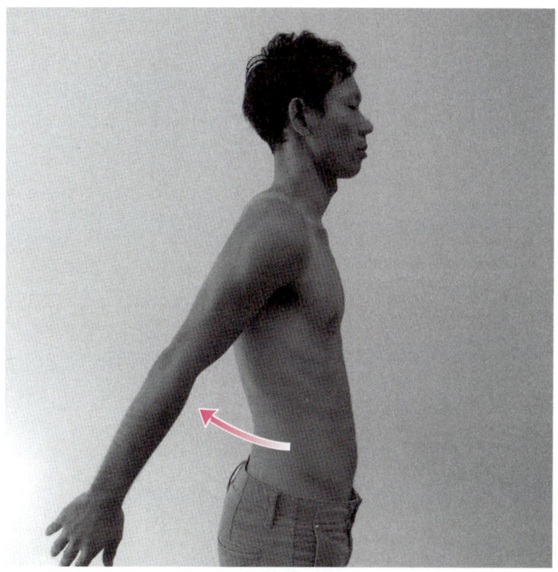

그림 20 어깨관절의 움직임 방향(❷ 폄)

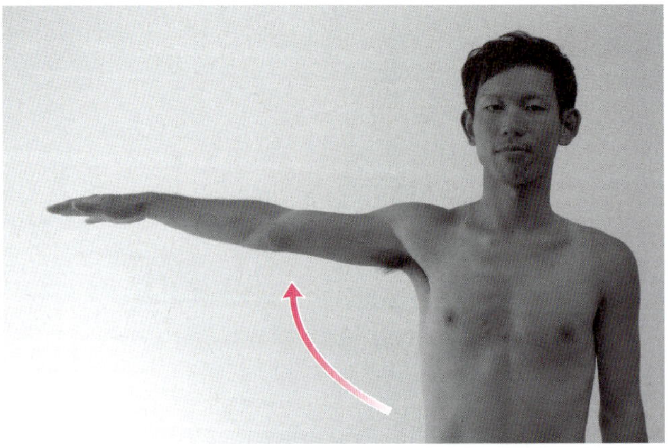

그림 21 어깨관절의 움직임 방향(❸ 벌림)

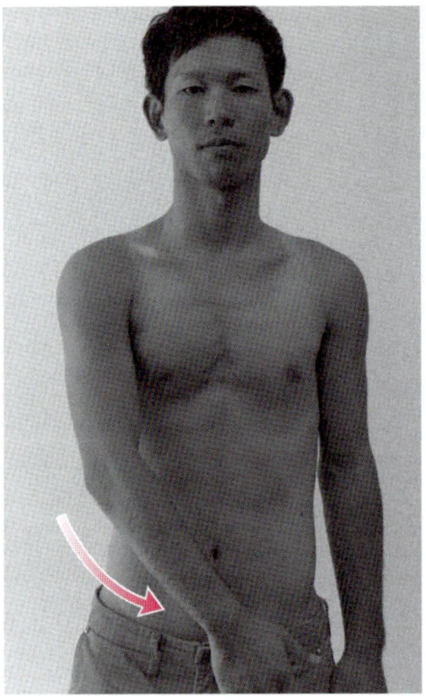

그림 22 어깨관절의 움직임 방향(❹ 모음)

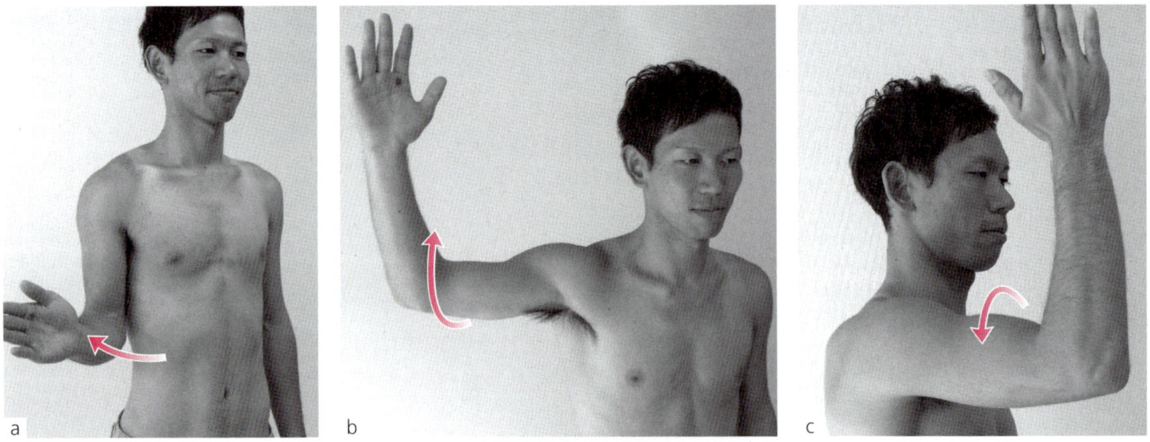

그림 23 어깨관절의 움직임 방향(❺ 가쪽 돌림)

a: 가쪽 돌림 1자세, b: 가쪽 돌림 2자세, c: 가쪽 돌림 3자세

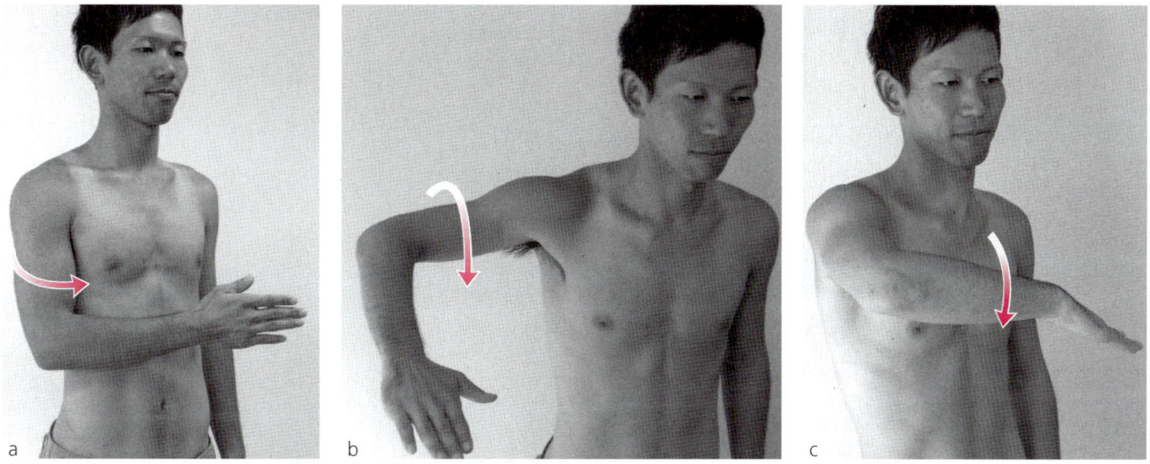

그림 24 어깨관절의 움직임 방향(❻ 안쪽 돌림)
a: 안쪽 돌림 1자세, b: 안쪽 돌림 2자세, c: 안쪽 돌림 3자세

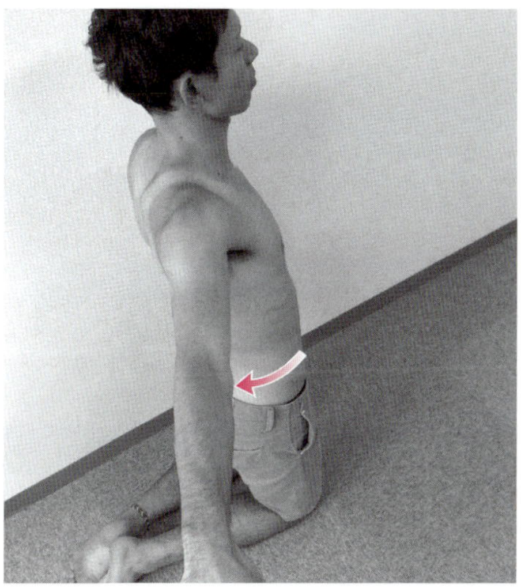

그림 25 어깨관절의 움직임 방향(❼ 수평 폄)

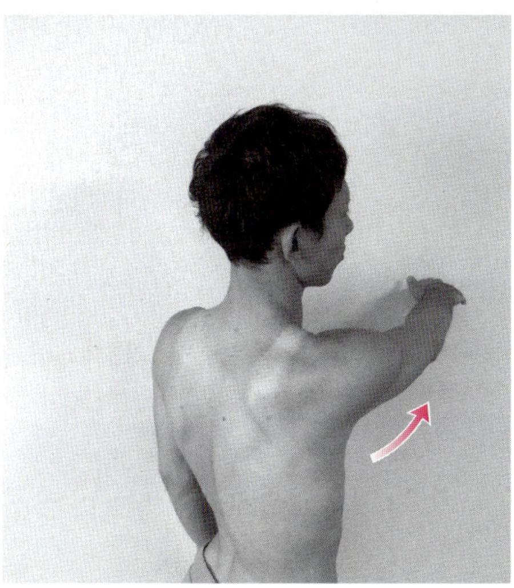

그림 26 어깨관절의 움직임 방향(❽ 수평 굽힘)

ⓒ 어깨가슴우리관절(견갑흉곽관절)의 움직임

어깨가슴우리관절이란 글자 그대로 어깨뼈와 가슴우리 사이의 관절을 의미하는데 해부학적 관절과는 달리, 인대나 관절주머니로 연결되어 있지는 않다. 어깨뼈는 근육이나 빗장뼈를 통해 가슴우리와 연결되어 있기 때문에 복장빗장관절이나 봉우리빗장관절과 연동되어 움직인다. 그 움직임의 방향은 다음 요소로 구성되어 있다(그림 27~32의 ❶~❻)

❶ 올림(거상): 어깨뼈를 위쪽으로 올린다(그림 27).

❷ 내림(하제): 어깨뼈를 아래쪽으로 내린다(그림 28).

❸ 벌림(외전): 어깨뼈를 가쪽으로 벌린다(그림 29).

❹ 모음(내전): 어깨뼈를 안쪽으로 모은다(그림 30).

❺ 위쪽 돌림(상방회전): 어깨뼈 관절오목을 위쪽(머리 쪽)으로 돌린다(그림 31).

❻ 아래쪽 돌림(하방회전): 어깨뼈 관절오목을 아래쪽(발 쪽)으로 돌린다(그림 32).

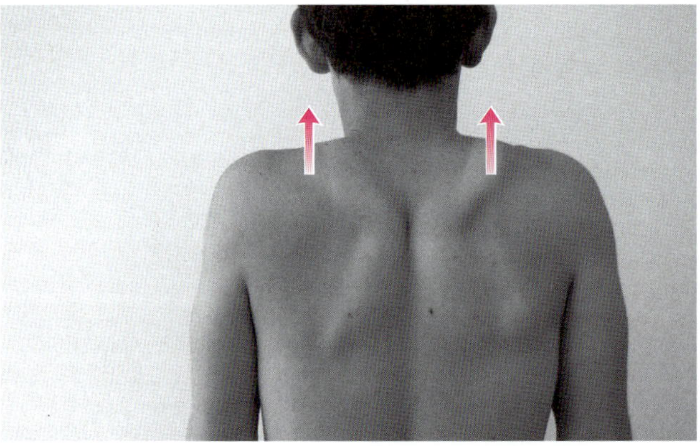

그림 27 어깨가슴우리관절의 움직임(❶ 올림)

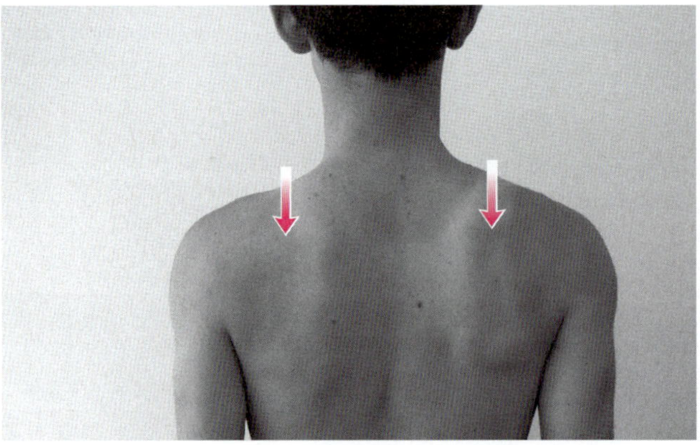

그림 28 어깨가슴우리관절의 움직임(❷ 내림)

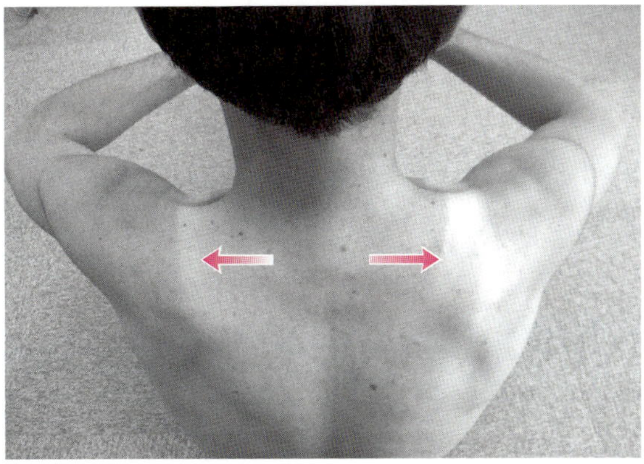

그림 29 어깨가슴우리관절의 움직임(❸ 벌림)

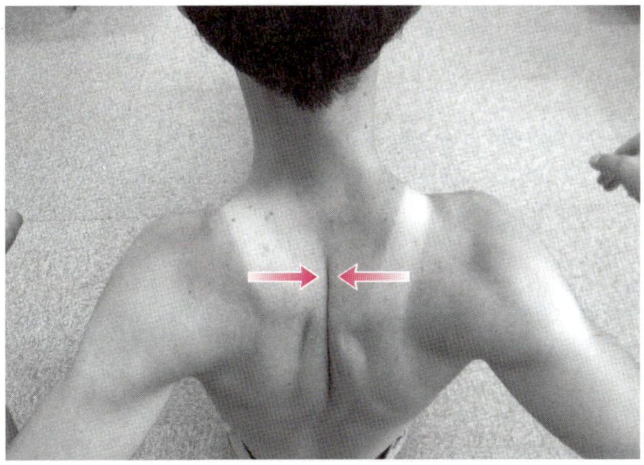

그림 30 어깨가슴우리관절의 움직임(❹ 모음)

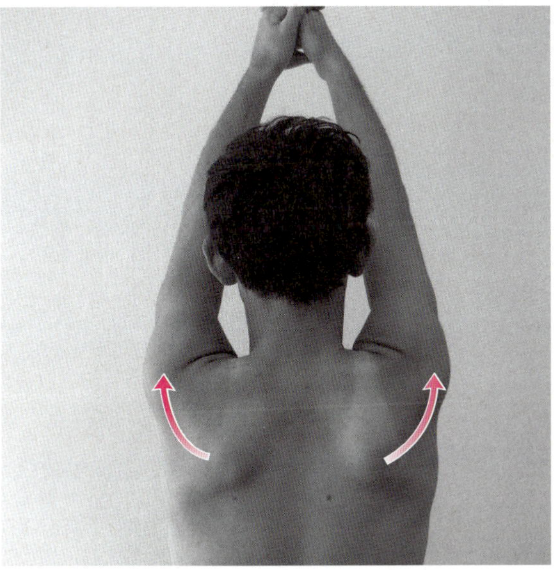

그림 31 어깨가슴우리관절의 움직임(❺ 위쪽 돌림)

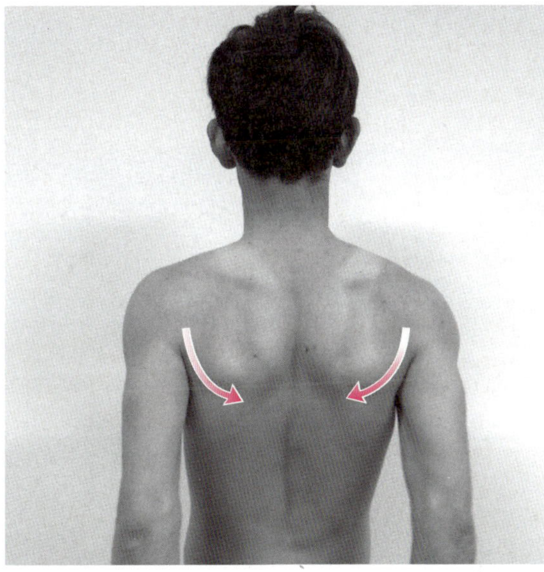

그림 32 어깨가슴우리관절의 움직임(❻ 아래쪽 돌림)

3. 어깨위팔리듬(견갑상완리듬)

어깨위팔리듬은 어깨뼈와 어깨위팔관절이 일정한 각도로 구분되어 연동하는 것이다. 팔을 올리는 동작에서 어깨위팔관절과 어깨가슴우리관절은 2:1의 비율로 연동되어 움직인다. 기본 자세(차렷 자세)에서 만세를 하여 어깨가 180° 벌림할 때, 어깨위팔관절은 120° 밖에 움직이지 않는다. 어깨뼈가 60° 위쪽 돌림하는 것으로 180°의 벌림이 완성된다(그림 33). 이 2:1 비율은 거의 일정하며, 이 비율을 '어깨위팔리듬(견갑상완리듬, scapulohumeral rhythm)'이라고 한다.

어깨뼈의 움직임이 작으면 그에 따라 팔의 움직임도 작아진다. 단, 어깨위팔리듬이 반영되는 것은 어깨의 벌림은 30° 이상, 굽힘은 60° 이상이 조건이다. 벌림 30°, 굽힘 60°까지는 어깨뼈가 가슴우리에 고정되기 때문에 어깨위팔관절만 단독으로 움직일 수 있는 구조로 되어 있다.

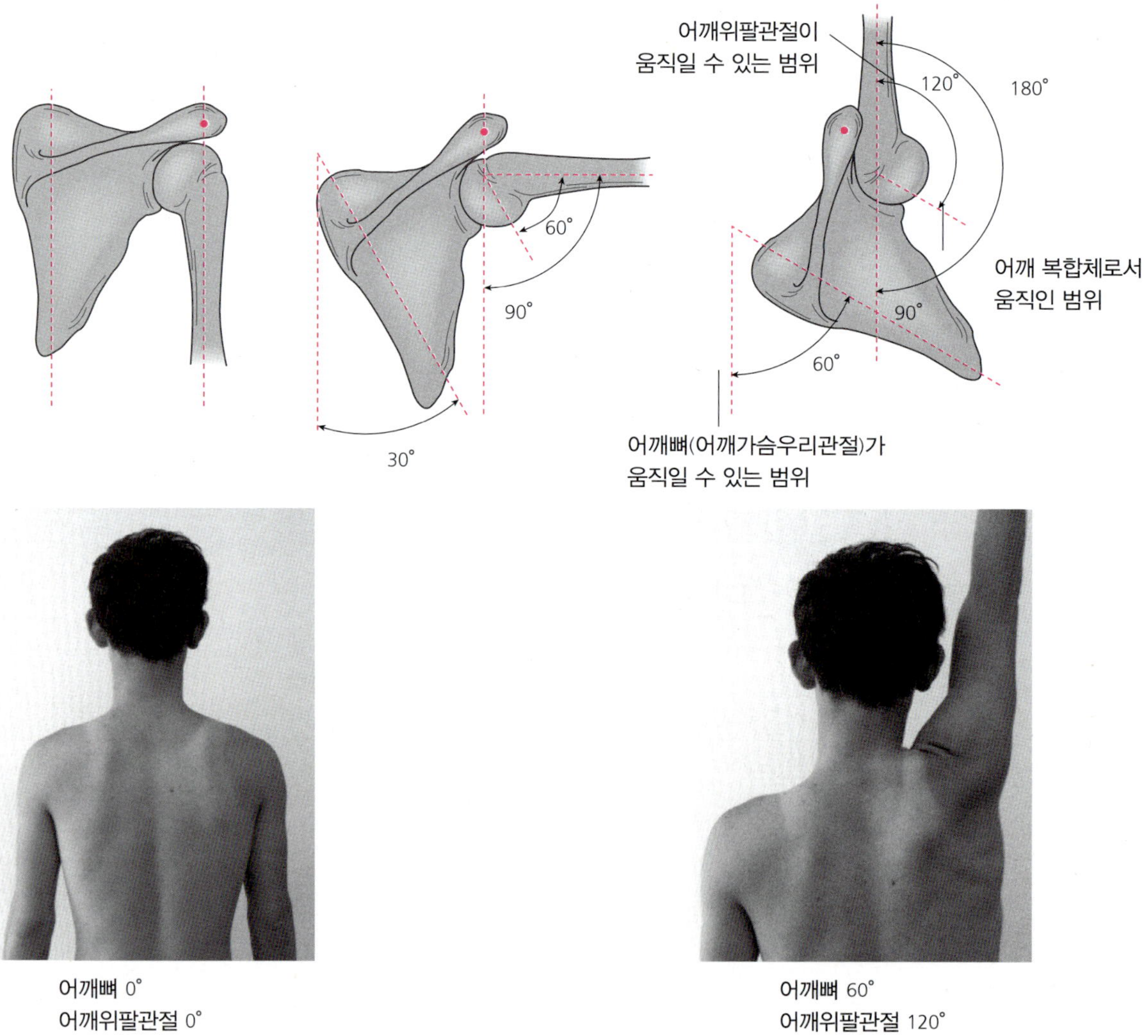

그림 33 어깨위팔리듬

180° 벌림에서는 어깨위팔관절이 120°, 어깨뼈(어깨가슴우리관절)가 60° 움직인다.

Column I. 어깨관절의 운동 감각

오십견(냉동견)은 일반적으로 예후가 좋지만, 야간 통증이나 만성 통증에 시달리고, 이차적으로 일상생활 활동의 저하나 통증 부위 이외의 경직, 근력 저하 등의 장애를 초래한다. 또한 불면이나 불안감 등 심리적인 문제를 일으키는 경우도 많다. 이러한 영향에 의해 뇌내 감각계에 장애가 생겨 증상이 완화되었는데도 불구하고 통증 감각이 잔존하는 등의 문제가 생긴다. 이 감각계의 장애에 의해 잘못된 운동 학습을 하게 되고, 정렬의 장애나 비정상적인 관절 운동을 일으키는 것으로 오십견 이외의 질환으로 악화되는 경우도 적지 않다. 또한 완화기임에도 불구하고 통증에 대한 공포심 때문에 과도하게 휴식을 취하는 경우도 자주 볼 수 있다. 이러한 감각계의 문제도 있기 때문에 이 책에서 서술한 재활, 홈 트레이닝, 생활 지도를 실천하는 동시에, 어깨관절의 운동 감각에 착안하여 올바른 운동을 재교육시키는 것도 중요하다.

운동 감각에 대한 접근의 실제

운동을 재교육시키는 방법으로 '인지운동 치료'라는 것이 있다. 이탈리아의 카를로 페르페티(Carlo Perfetti) 의사가 제창하였는데 이 요법은 뇌 기능을 변화시켜 운동 기능 회복을 목표로 하기 때문에 본래 뇌졸중편 마비에 대한 접근으로서 고안되었다. 현재에는 정형외과 영역의 운동장애에도 응용하고 있다.

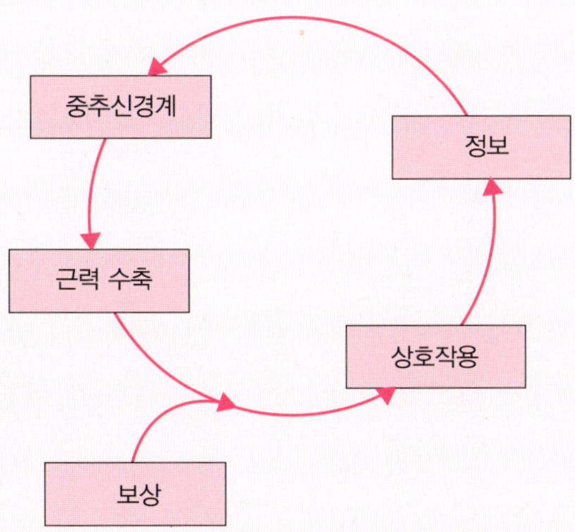

그림 인지운동 치료의 schema(형식)
중추신경계(뇌)는 주변 환경에서 정보를 얻어 신체를 제어한다.

인지운동 치료는 뇌의 인지 과정에 작용하여 운동 학습을 도모하는 것이다. 자신의 신체에 주의를 기울이고 깊이 내성적으로 사고함으로써 뇌의 인지 과정(감각, 주의, 기억, 판단, 언어)을 활성화시키고 재조직화하는 것이다. 자신의 신체와 대화하는 것이 운동 학습의 기반이 된다. 신체 이미지와 운동 이미지를 활성화시키지 않으면 올바른 동작이나 행위는 불가능하다. 이를 위해, 눈을 감고 체성감각(somesthesia)에 의식을 돌리고 운동 이미지를 상기하며 인지 문제에 접근해 간다.

운동은 신체와 환경이 상호작용한 결과(그림)로 볼 수 있으며, 통증이나 관절의 구축, 근력 저하는 이 재학습을 저해하고, 보상 동작을 발달시키는 특이적 병리로 받아들여지고 있다. 그리고 신경심리학이나 학습 이론을 베이스로 하여 운동기에 손상된 신체가 특이적 병리의 영향을 받으면서도 어떻게 하면 정상적인 학습 과정에 따른 운동의 재획득을 할 수 있는지에 대한 관점에서 구체적인 훈련 방법이 고안되고 있다.

근력 강화만으로는 사람의 신체를 개선하는 것은 어렵게 때문에 운동 학습의 메커니즘을 기초로 하여 운동 치료를 구성하는 것이 필요하다.

제2장

오십견(frozen shoulder)이란?

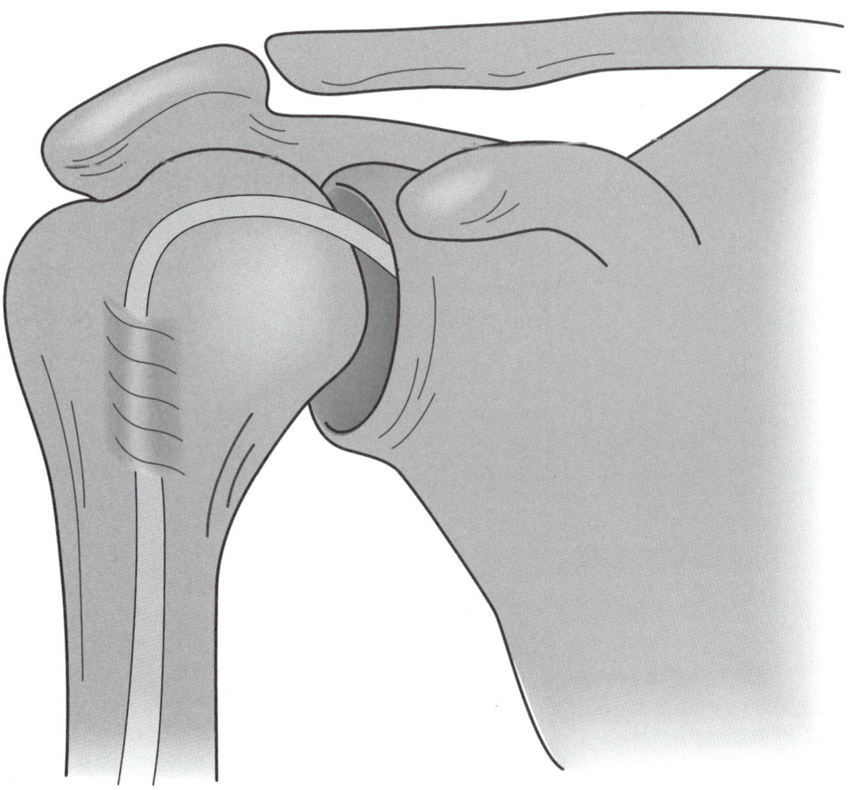

A. 개념과 진단

1. 정의

이른바 사십견. 오십견이라고 불리는 이유는 40-50대의 사람들 중심으로, 어깨관절의 통증과 관절의 운동 제한이 주요 증상인 질환이기 때문이다(그림 1). 오십견(냉동견, frozen shoulder)은 17~18세기부터 알려져 왔으며, 사람이 50대쯤에 손이나 팔에 통증이 오며 시간이 지나면 치료 없이도 치유되는 것을 일명 오십팔이라고도 하는 장수병이라 하였다. 당시의 수명은 50세로, 장수하여 오래 살면 관절이 아픈 것도 당연하고, 노화에 의한 변화이기에 어쩔 수 없다고 생각하고 있었던 것이다.

이처럼 오십견은 어깨관절에 뚜렷한 외상이 없고, 통증과 동작 제한을 일으키는 질병이라고 오랫동안 인식되었다. 이는 요즘에 말하는 어깨관절주위염과 비슷한 증상이라고 생각된다. 지금까지 이루어진 어깨관절주위염의 진단 속에는 많은 병태가 포함되어 있는 것 같다. 노부하라[1]의 분류에 의하면 ① 부리돌기염(coracoiditis), ② 위팔두갈래근 긴갈래힘줄염, ③ 봉우리밑주머니염, ④ 어깨관절돌림근띠염(변성성·외상성), ⑤ 석회화힘줄염, ⑥ 오십견(통증성 관절 제동증), ⑦ 어깨관절 구축이 포함된다. 여기에서 말하고 있는 오십견은 통증성 관절 제동증에 의한 좁은 의미의 병태이다. 오십견은 위에서 말한 어깨 질환과 관련이 깊고 병태가 혼재되어 있는 것도 많다. 따라서 오십견은 각 질환의 제외 진단하에 경우에 따라 병상 결과나 치료 효과를 확인하여 확정 진단이 이루어진다.

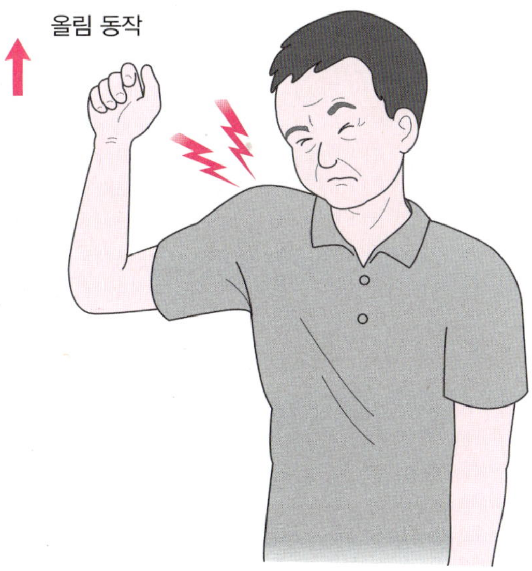

그림 1 오십견의 증상
올림 동작으로 통증과 제한이 일어난다.

2. 원인과 각종 검사 소견

오십견을 검사하는 방법에는 여러 가지가 있지만 확정 진단이 될 만한 특징적인 검사 소견은 확실하지 않은 상황이다.

ⓐ 오십견의 검사 소견

X선 검사에서는 오십견의 특징적인 소견은 보이지 않는다. X선 소견상 변화로는 뼈머리의 위축, 큰결절 부분의 낭(cyst) 형성, 봉우리 밑의 뼈가시 형성, 큰결절의 뼈경화 등의 모습을 볼 수 있다(그림 2). 어깨를 벌릴 때 모양으로는 큰결절이 봉우리의 가쪽, 아래쪽, 안쪽에 위치하는 상태를 볼 수 있다(그림 3). 이 위치는 현재의 병태를 나타내고 있어 장애 부위를 유추할 수 있는 중요한 소견이다.

또한 어깨관절 주변의 X선 소견에서는 위쪽 등뼈가 환부 쪽으로 돌림하거나 기울어져 있는 모양을 볼 수 있으며 어깨뼈가 벌림, 앞기울임하여 위팔뼈와 어깨뼈 가쪽 모서리 사이가 넓어진 상태, 위팔뼈머리가 높은 위치로 변화된 상태 등을 관찰 할 수 있다.

관절 조영검사에서는 관절의 구축 때문에 주입량이 적고, 주입 시 상당한 저항을 볼 수 있으며 다양한 병적 소견을 볼 수 있다. 아다치[2]의 보고에 의하면, 이상 소견으로 ① 봉우리밑주머니의 축소, 폐색, 조영제의 유실, ② 위팔두갈래근 긴갈래힘줄염의 손상, 불규칙, 조영제의 유실, ③ 돌림근띠 파열, ④ 관절주머니의 유착, 축소 특히 어깨밑주머니의 드러난 손상 등이 있다. 위에서 보다시피 관절주머니의 유착이 중요한 소견이며 '관절 움직임의 소실'이 오십견의 특징이다.

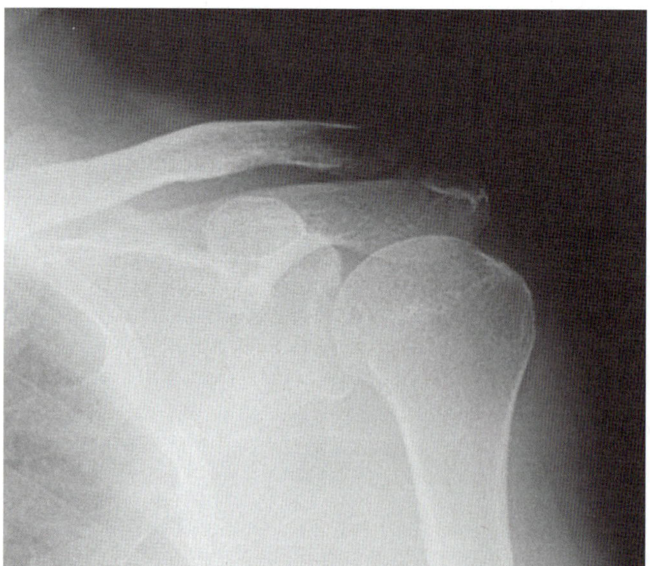

그림 2 오십견의 X선 소견(정면 사진)
봉우리밑의 뼈가시 형성, 위팔뼈머리 높은 위치, 어깨가 벌림 · 앞기울임 된 상태이다.

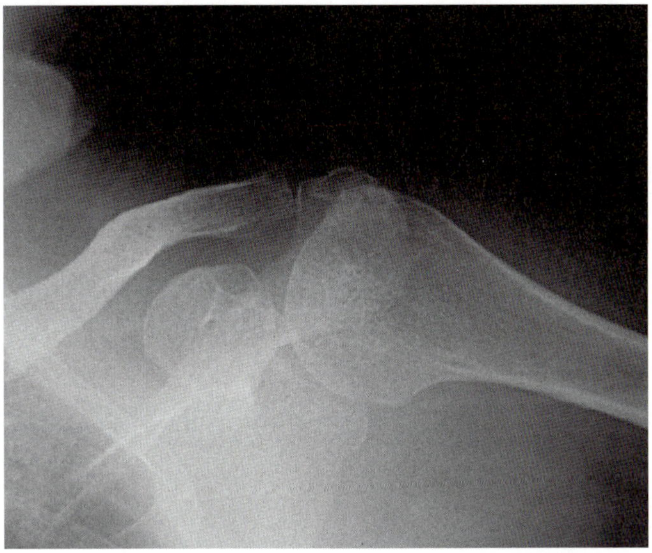

그림 3 오십견의 X선 소견(정면 사진, 어깨 벌림 자세)
결절 부위가 어깨봉우리 밖에 위치해 있으며, 올림 제한이 나타난 상태이다.

단순 MRI에서는 관절의 부종이나 돌림근띠의 변화는 볼 수 없지만 관절주머니가 비대해진 것을 볼 수 있다는 보고가 있다. 그 외에 MR 조영검사로 부리돌기인대의 섬유화, 조영 MRI에서는 어깨관절 속이나 봉우리밑주머니에서 윤활막의 농염(진한염색)을 볼 수 있다는 보고도 있다. 초음파 검사에서도 오십견의 특이한 소견은 보이지 않으며, MRI와 같이 돌림근띠 파열 등의 제외 진단으로서 유용하다고 생각된다.

어깨관절경검사에서는 쿠마가의[3]의 보고에 의하면 관절 공간은 좁고, 윤활융모(synovial villus)의 과형성과 위팔두갈래근긴갈래힘줄이나 앞쪽 관절테두리의 충혈 등을 볼 수 있다. 조직학적으로 이 과형성된 부분의 윤활막은 부종성의 변화를 보인다. 혈관 과형성은 현저하지만 다층화는 볼 수 없으며 염증세포의 침윤도 볼 수 없다는 보고가 있다. 또한 구축이 진행된 사례에서는 돌림근띠 간격에서 흉터를 볼 수 있다.

오십견의 위팔뼈 골밀도를 측정하면 남녀 모두 환부가 정상 쪽과 비교하여 낮은 수치를 보인다. 특히 여성은 뼈머리, 큰결절, 외과목(p.3 그림 1 참조) 모두에서 골밀도의 저하를 볼 수 있다. 또한, 뼈 위축의 정도와 질환이 생기는 기간의 연관성은 아직 보고된 적이 없기 때문에 폐용성에 의한 뼈 위축과의 관계가 적다는 보고도 있다. 골밀도 저하의 오십견 증상 발생의 관계성은 아직 확실하지 않다.

운동 분석에서, 오십견은 올림 제한이 현저한데 이 때 어깨뼈의 움직임은 정상이지만 어깨관절이 거의 움직이지 않는다는 결과가 있다. 에토우[4]은 올림 초기에 뼈머리 위쪽 이동이 일어나 어깨위팔리듬은 가동 범위 제한에 의해 큰 영향을 받고 있다고 말한다.

이상, 이들 각종 검사 소견과 오십견 증상 발생과의 관계가 있다고 생각된다. 각 관절 요소와 오십견 장애 발생에 대해 검토해 보자.

ⓑ 오십견(냉동견)의 원인

오십견의 원인은 구조적인 것과 기능적인 것을 생각해 볼 수 있다. 구조적 문제로서는 돌림근띠, 위팔두갈래근 긴갈래힘줄, 봉우리밑주머니, 부리어깨봉우리인대, 부리위팔인대, 돌림근띠 간격(rotator interval) 등, 기능적으로는 봉우리 밑의 압력, 어깨관절 내압의 균형 등이 관련되어 있다고 생각된다. 또한 50대에 증상이 많이 발생하는 것으로도 어깨관절 변성과의 관계도 생각해 볼 필요가 있다. 오십견이 50대에 호발하는 것은 노화에 따라 구조상 퇴행 변성이 있고, 가벼운 외상이 약해진 조직을 손상시켜 더욱 증상을 악화시키는 상태가 되며, 증상이 개선되는 데 오래 시간이 필요한 것으로 생각된다.

구조상 장애 부위에서 가장 문제가 되는 것은 돌림근띠로 특히 가시위근 힘줄이다. 이 부위는 일상적인 올림 등에서 많이 손상되고 석회침착을 일으키고, 노화에 따른 변성으로 단열을 일으키기 쉬운 부위이다. 이렇게 약해진 힘줄에 어떠한 요인으로 장애될 때, 회복 과정에서 돌림근띠염이나 봉우리밑주머니염을 일으켜 통증 증상 발생과 동작 제한을 볼 수 있다고 생각된다.

다음으로, 위팔두갈래근 긴갈래힘줄은 중년·고령 이후에는 형태적으로 편평해지거나 결절사이고랑에서 벗어나거나 또한 힘줄 자체가 마모 등에 의해 변하여 힘줄염이나 힘줄집염을 일으킨다. 그래서 위팔두갈래근이 굳거나 관절 구축을 일으킨다고 생각된다.

이것은 관절 조영검사에서 위팔두갈래근 긴갈래힘줄집의 손상, 불규칙, 조영제의 유실 등 이상 소견에서도 같은 부위의 장애를 알 수 있다. 게다가 긴갈래힘줄은 뼈머리와 봉우리 사이에서 기계적인 압박을 받아 퇴행 변성이 촉진되어 뼈머리를 누르는 힘이 약해지기 때문에 뼈머리의 위쪽 이동을 일으켜 어깨위팔관절의 운동 밸런스를 깨뜨리고 봉우리밑 충돌(돌림근띠의 일부나 봉우리밑주머니가 끼워 들어가는 것)을 일으킨다. 이렇듯 긴갈래힘줄의 장애가 제2 어깨관절이나 위팔어깨관절의 운동장애를 일으

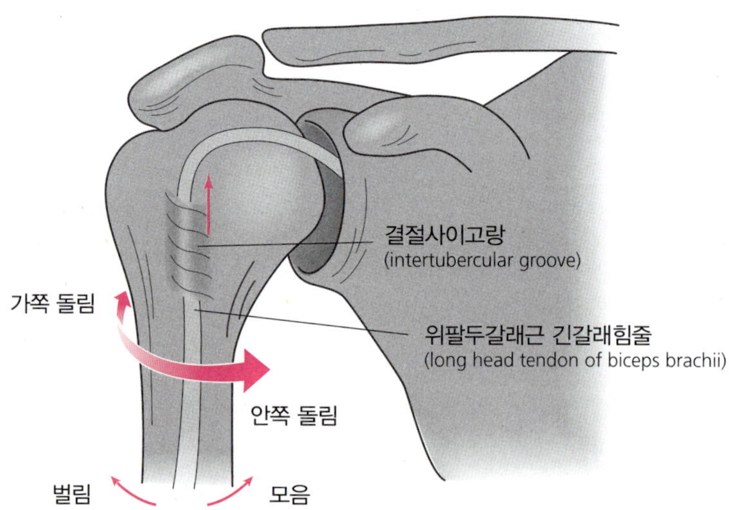

그림 4 어깨관절 해부에서의 위팔두갈래근 긴갈래힘줄의 움직임

긴갈래힘줄 벌림이나 안쪽 돌림 시 결절사이고랑을 몸쪽으로 움직이고, 모음이나 가쪽 돌림 시 먼쪽으로 움직이게 위팔뼈머리의 움직임과 연동된다.

키고, 올림장애가 발생한다(그림 4).

또한 돌림근띠 간격은 구조적으로 어깨밑근과 가시위근 사이에서 조직적으로도 다른 힘줄 부분과 비교하여 결합이 약하여 손상되기 쉽다. 이 부위는 가벼운 장애의 반복에 의해 손상을 받아 관절테두리, 관절주머니, 오목위팔인대 등의 어깨관절 앞쪽 장애와 관련이 있는 것으로 생각된다. 노브하라[5]의 rotator interval lesion에 대한 개념 중에서도 고령층에서 볼 수 있는 어깨관절 구축의 원인이 될 수 있다는 보고도 있다. 이 병태의 수술 소견의 보고로서 가시위 · 어깨밑근 힘줄 둘레의 충혈, 양쪽 힘줄 관절면의 윤활막 증가, 긴갈래힘줄의 염증 등이 있으며 돌림근띠 간격의 장애가 어깨관절의 각 부위에 염증으로 번지는 것을 볼 수 있다.

어깨관절주머니의 축소는 봉우리밑주머니에서 장애가 많이 일어나는 것을 볼 수 있다. 관절 조영검사에서는 주입량이 8mL 이하로 감소하며, 봉우리밑주머니가 축소되거나 소실되어 확인할 수 없다는 등의 보고가 있다. 이 병태에 의해 관절주머니의 확대가 어렵고, 관절의 내압도 상승하며 어깨관절의 가동성이 나빠질 것으로 생각된다. 치료법 중 하나로써 joint distension(관절 내압 감압법, p.114 Column 4 참조)이 있다. 이는 관절 조영 시 벌림 · 안쪽돌림을 강제하고, 관절 내압을 상승시켜 어깨밑주머니의 흐름을 개선하여 어깨밑주머니의 열림에 의한 관절 내압의 감압을 목적으로 한다. 이 방법으로 바로 통증의 경감과 가동성의 개선을 볼 수 있기 때문에 관절 내압의 장애가 오십견에 영향을 주고 있음을 알 수 있다.

그 밖에도 여러 가지 원인을 생각해볼 수 있는데 미츠모리[6]은 오십견 환자에게 제5, 6, 7 추체 레벨의 척주관 앞뒤 지름이 좁은 사람이 많기 때문에 목뼈 병변과의 관계를 염두에 두고 있다. 또한 오십견의 원인은 내인성 아교질섬유(collagen fibril)의 변화에 의한 것 또는, 면역 염색방법에 의해 그 병리 변화는 근육섬유모세포(myofibroblast)로의 변화를 포함하는 섬유모세포의 활발한 증식이다 등의 보고가 있다. 이렇듯이 오십견의 병태는 진행 상태(stage)도 다르며 구조적 장애뿐만 아니라 내분비나 내장성의 증상 발생도 의심되어 앞으로 더욱 원인에 대한 검토가 필요한 상황이다.

Column 2. 외국에서의 오십견

오십견은 '50세 전후에 갑자기 어깨가 아파지거나, 팔을 올릴 수 없는 상태가 1년 정도 지속되며, 통증은 시간이 지남에 따라 나아지지만 이전처럼 움직일 수 없는 상태'이다. 다른 나라에서는 이 증상을 어떻게 부르고 있을까.

영어의 'frozen shoulder'라고 하는 것은 현상을 아주 잘 표현한 말이다. 이 이름처럼 어깨가 굳어 움직일 수 없는 느낌이다.

영어로는 'frozen shoulder', 이탈리아어로는 'spalla congelata', 프랑스어로는 'Épaule gelée', 독일어로는 'frozen schulter', 중국어로는 '肩周炎', 포르투갈어로는 'ombro congelado'이다. 세계적으로 오십견에 해당하는 단어가 있으며, 병의 개념이 없었다면 단어 또한 없었을 것이므로 인류에 보편적으로 같은 현상이 나타난다고 볼 수 있다.

그럼 서구권에서 오십견에 대해 어떻게 생각하는지 소개한다.

1. Duplay(프랑스의 외과 의사), 1872년

외상 후 생긴 봉우리밑주머니의 염증, 유착에 의한 어깨관절의 통증과 올림장애를 “scapulohumeral periarthritis(어깨관절주위염)”라 불렀다. 처음에는 외상 후에만 생긴다고 했는데 나중에는 원인없이 발생한다는 것을 알게 되었다. 어깨관절주위염에는 돌림근띠염, 돌림근띠 파열, 석회화힘줄염, 위팔두갈래근 긴갈래힘줄염, 봉우리빗장관절염 등도 포함된다.

2. Codman(미국의 정형외과 의사), 1906년

Codman은 Duplay가 제창 한 “scapulohumeral periarthritis”를 영어로 “stiff and painful shoulder”라고 하였다. 1934년에는 저서 『The shoulder』에서 “frozen shoulder” 라고 명명하여 현재까지 널리 사용하고 있다.

3. Neviaser(미국의 정형외과 의사), 1945년

Klapp과 Riedel은 증상의 원인을 어깨관절주머니의 축소에 의한 것이라고 생각하였다. 그 후로 Neviaser는 “frozen shoulder”의 경우에는 팔을 올릴 때 필요한 봉우리밑주머니의 이완이 감소하고 있다는 것을 지적하며 어깨관절의 비대와 유착이 원인인 “adhesive capsulitis(유착성 관절주머니염)”이라고 불렀다.

B. 임상 경과와 소견

1. 임상 증상

오십견은 외래 환자 수의 약 8%로 연간 발병률은 1.2~1.4%라는 보고가 있다. 연령 분포에는 50대가 가장 많고, 남성보다는 여성이 많은 경향을 보이며, 양쪽 발병은 34% 정도로 나타난다. 오십견의 증상은 잠재적으로 진행되며, 초기와 경과가 지남에 따라 다른 것이 많다. 임상 경과에서는 초기(급성기)의 freezing phase가 통증이 주된 시기, 만성기의 frozen phase에서는 관절 구축이 강한 동자장애가 주된 시기, 완화기의 thawing phase에서는 통증도 관절 구축도 경감되어 가는 시기로 나뉜다.

ⓐ 급성기(통증기): freezing phase

발병 초기인 급성기에는 주로 통증이 일어나지만 시작의 원인은 분명하지 않고 어깨 동작의 위화감을 보이는 것이 많다. 위화감을 느껴도 강한 통증은 아니기 때문에 스스로 움직여 나으려 하여 어깨에 부담을 주게 되고 서서히 통증이 심해진다. 어깨를 올리려 하거나 뒤로 손을 뻗으려 할 때 어깨의 경직이나 통증을 느끼게 된다. 일상 동작에서는 머리를 빗거나 빨래를 말리거나 바지를 올리는 동작에서 장애를 볼 수 있다. 팔을 내리고 안정되어 있는 상태에서는 심하지 않지만 앞쪽에 있는 물건을 잡으려는 동작을 할 때 어깨의 앞쪽에서 통증을 느낄 수 있다. 염증이 강한 경우에는 가만히 있어도 어깨 속에서 날카로운 느낌의 통증을 느끼게 된다. 게다가 이 상태에서 동작을 지속하면 염증 범위가 앞쪽에서 넓어져 통증 부위가 어깨의 가쪽에서 위쪽으로도 넓어진다. 조금 더 진행되면 동작 시 통증을 느낄 뿐만 아니라 휴식 상태에서도 통증을 느낄 수 있으며, 밤에 잠을 자기 위해 누운 자세에서도 통증이 있어 일상생활이 힘들어지고, 야간에는 수면장애를 일으키기도 한다.

급성기의 통증은 2~9개월 정도 지속될 수 있지만, 대부분의 경우에는 치료와 휴식에 따라 2~3주 정도 줄일 수 있다. 오십견이 발생한 사람은 등이 굽었거나, 어깨 결림이 평소에도 있을 수 있고, 일상의 피로와 부담이 축적되어 그 증상이 심해졌을 때 나타나는 경우가 많다. 굽은 등과 같은 상체의 나쁜 자세는 어깨의 위치나 어깨 위팔 동작에도 나쁜 영향을 미친다고 생각된다. 자세는 통증을 방어하기 위해서 팔을 모음, 안쪽 돌림, 아래로 늘어뜨리는 경우가 많고 이 자세를 오래 유지하게 된다. 밤에 팔 아래에 쿠션 등을 넣어 이 자세를 유지하면 통증이 경감되는 것도 이러한 이유 때문이다(그림 5).

ⓑ 만성기(구축기): frozen phase

만성기에는 어깨관절의 염증으로 통증이 심해지기 때문에 동작을 제한하는 것으로 조금씩 통증은 경감되는데 반대로 어깨관절이 굳게 된다. 이는 염증이나 통증을 줄이기 위해서 어쩔 수 없다. 이 시기에는 앞쪽으로 손을 뻗는 동작이나 옷을 갈아입기 위해 뒤쪽으로 손을 뻗는 동작이 부자연스럽게 된다. 오

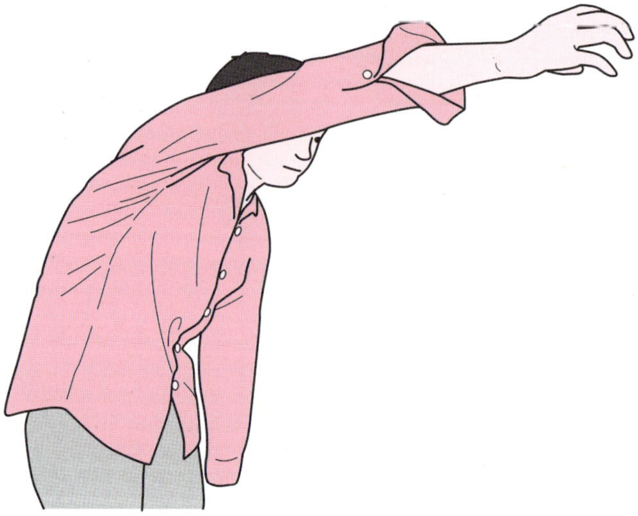

그림 5 굽은 등으로 팔을 올릴 수 없다.

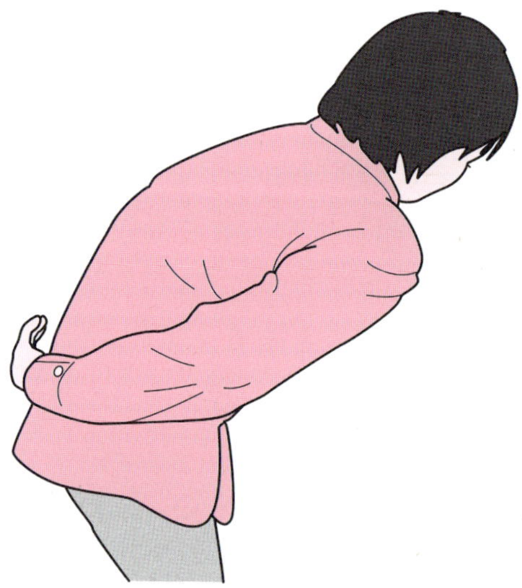

그림 6 뒤로 손을 뻗을 수 없다.

십견 본래의 장애로 어깨관절 구축이 분명해지고 일상 동작에 중대한 장애를 일으킨다.

이 시기는 3~12개월, 또는 그 이상 이어지는데 이 시기는 증례에 따라 다르다. 구축 시간이 길어지면 팔의 움직임을 신경 쓰기 때문에 낮 동안의 통증은 경감되지만 밤에 무의식적으로 뒤척거리면 엄청난 통증이 일어날 수도 있다. 관절 구축의 장애가 강하기 때문에 스스로 찜질하고 마사지를 하거나 재활을 하려고 하는 시기이기도 하다(그림 6).

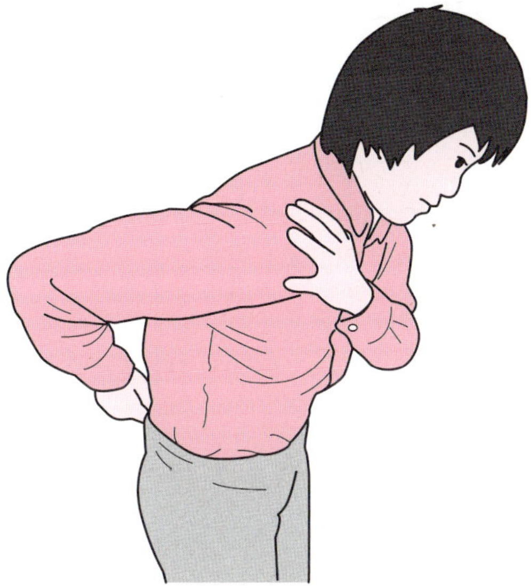

그림 7 바지를 올릴 수 없는 상태

ⓒ 완화기: thawing phase

완화기에는 안정 시 통증은 경감되지만 팔을 올릴 때 통증은 아직 남아 있다. 어깨의 가동성도 개선되어 움직일 수 있지만, 강제적으로 최대로 움직이면 통증을 느낄 수 있다. 움직임의 방향도 앞쪽으로 올리는 동작은 쉽게 되지만 가쪽으로 벌리는 동작은 통증이 잘 느껴진다. 뒤로 손을 돌려 뻗는 동작은 약간 가능하지만 바지를 올리는 동작에서 바지를 잡은 손의 팔꿈치를 굽힐 때 아직 통증이 많이 느껴진다.

이렇게 아직 남아 있는 어깨관절의 구축을 개선하기 위해 노력해야 하지만, 동작을 하는데 과도하게 무리하면 통증이 있고, 운동 요법의 정도에도 주의를 기울여야 한다. 야간의 통증도 감소하지만 아직 환부를 아래로 하는 옆누움자세에서는 통증이 일어날 수 있으므로 조심해야 한다. 발병으로부터 경과가 길기 때문에 어깨 주변의 목근육 또는 등의 근육의 결림이나 통증이 남는 경우가 있지만 이 부위의 근육 조직은 손상받지 않았기 때문에 부드럽게 풀어보는 것이 효과적이다. 어깨와 그 주변에 약간의 구축이 존재하고, 어깨의 일부에 힘줄염이나 윤활주머니염 등이 남아 있어 이 시기의 통증 증상의 근원이므로 무리한 동작을 하거나 남아 있는 염증 부위에 자극을 준 경우에는 통증이 일어난다(그림 7). 이 시기에는 무리하지 말고 느긋하게 시간을 보내는 것이 중요하다.

2. 통증 부위

오십견의 통증 부위는 병기(clinical stage)의 경과에 의해 바뀌는 경향이 있으며 초기의 통증은 앞쪽 부위가 많고 병기의 경과에 따라 통증 부위가 어깨 뒤쪽 부위로 바뀌는 경우가 많다. 노부하라[1)]에 따르

년 발병 1개월 이내에는 어깨 앞쪽에 있는 부리돌기의 압통이 압도적으로 많고, 다음으로는 긴갈래힘줄의 염증에 의한 증상으로 결절사이고랑의 압통을 볼 수 있다. 3개월이 지나면 결절사이고랑의 압통의 비율은 감소하고 어깨관절 뒤쪽 부위의 뒤쪽 사각 공간(위팔뼈와 어깨뼈 가쪽 모서리, 큰원근과 위팔세갈래근 긴갈래힘줄을 네 변으로 하는 사각형)으로 압통 부위가 변화해 간다. 이는 오십견의 원인이 되는 통증이 앞쪽에 있지만 완화기가 되면 2차적인 구축에 의해 뒤쪽으로 이동한 통증을 호소하는 것으로도 알 수 있다고 설명할 수 있다(표 1).

오십견의 병기 경과에 따른 압통 부위나 통증 증상의 변화에 대해서 각각 병기별로 검토해보자. 병기에 의한 병태의 변화에 따라 임상 증상이나 통증 부위의 변화에 대해서 관련이 있다고 생각된다.

표 1 오십견의 압통점과 병기에 따른 추이

발병 후 기간 / 압통점	~1개월 이내	1~3개월 이내	3개월 이상
CP(부리돌기)	44% ↑	41%	42%
BG(결절사이고랑)	34%	34%	28% ↓
GT(큰결절)	5%	5%	5%
QL(뒤쪽 사각)	17% ↓	20%	25% ↑

ⓐ 급성기(freezing phase)의 통증(그림 8)

급성기에는 부리돌기 주변 통증이 많고 몸 표면에서도 부리돌기의 압통을 볼 수 있다. 오십견 증상의 발생 원인으로 생각되는 조직이 어깨 앞쪽에 존재하기 때문에 발병 초기에는 그 원인 부위 근처에서 통증을 느낄 수 있다고 생각한다. 또한 오십견이 발생하는 사람은 비교적 등이 굽어 있고, 어깨뼈가 벌림하여 위쪽 부분이 앞쪽으로 기울어져 있는 자세가 되는 경향이 있어 위팔뼈머리와 부리돌기가 가까워져 압박받기 쉬운 것도 생각해볼 수 있다.

다른 통증 부위로서 돌림근띠 간격이나 작은결절·큰결절이 있다. 또한 올림 동작에서 봉우리 앞가쪽 부위나 긴갈래 부위의 결절사이고랑에도 통증과 압통을 볼 수 있는 경우가 많다. 이 시기는 통증이 심하기 때문에 어깨관절 주위의 근육에도 긴장성의 근육통이 생기며 등세모근, 올림근이나 작은가슴근 등에도 통증이 있다. 위팔을 아래쪽으로 내리려고 할 때에도 어깨 앞쪽에 견인통이 있다.

ⓑ 만성기(frozen phase)의 통증(그림 9)

경과가 만성화되면 결절사이고랑, 부리위팔인대 등 앞가쪽으로 통증 부위가 이동해간다. 이 시기의 압통은 가시아래근의 힘살, 어깨뼈 위각, 작은가슴근, 넓은등근, 위팔세갈래근에서도 볼 수 있다. 특히 어깨뼈 가시아래오목에서의 가시아래근 압통은 대부분의 환자에게서 볼 수 있는 특징적인 압통점이다.

어깨관절 구축이 있기 때문에 일상에서 팔을 움직일 때 어깨의 표층근(outer muscle)인 어깨세모근에 부담을 주어 어깨세모근의 힘살이나 닿는곳의 위팔뼈에서도 압통을 볼 수 있다. 어깨관절의 구축이 완성되어 있기 때문에 위팔과 어깨오목 사이에서의 움직임이 좋지 않아 등부위의 큰원근, 넓은등근, 마름근에도 근육 경화와 압통을 볼 수 있다.

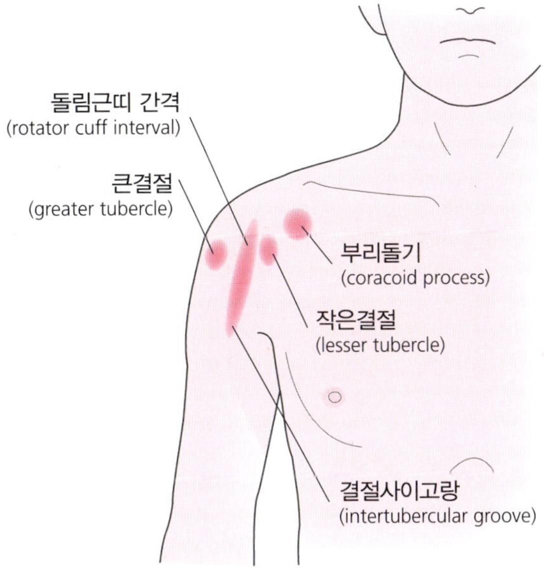

그림 8 초기(급성기)의 압통 부위(어깨 앞쪽 그림)

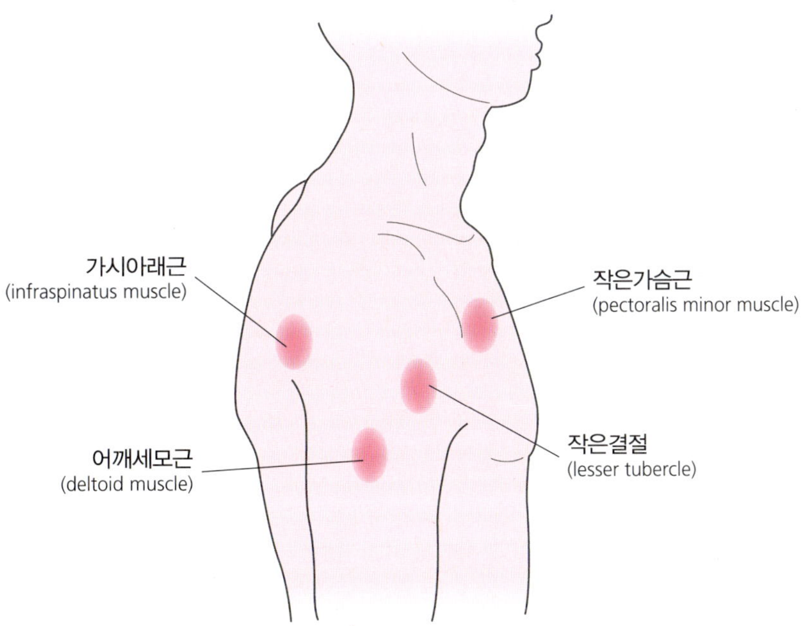

그림 9 만성기의 압통 부위(어깨 가쪽면 그림)

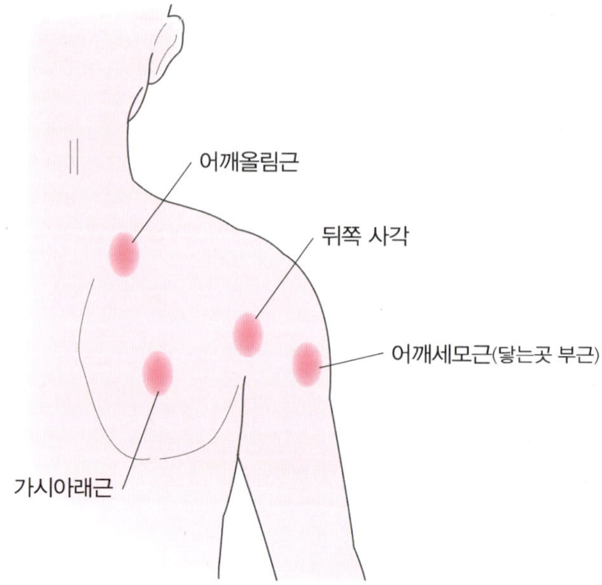

그림 10 완화기의 압통 부위(어깨 뒤쪽 그림)

ⓒ 완화기(thawing phase)의 통증(그림 10)

최종적으로는 뒤쪽 사각 공간, 가시아래근, 큰원근 주위에도 통증이 번진다. 특히 가쪽 돌림 동작에서 뒤쪽 사각 공간이나 위팔 뒤쪽 부위에 꼬집는 듯한 통증이 있다. 서서히 가동성이 개선되어 가면 굽힘 시 봉우리의 앞쪽 부위에 걸리는 듯한 통증이 있으며 바지를 올리는 동작에서는 어깨관절 앞쪽이 늘어나는 듯한 통증이 있다. 끝까지 어깨 벌림 동작은 장애되어 벌림 시 어깨 가쪽에서 어깨세모근의 통증이나 봉우리 부위에서 돌림근띠의 일부나 봉우리밑주머니가 끼는 듯한 통증이 남는다.

3. 운동 제한

오십견의 관절 가동장애를 보면 뒤쪽으로 손을 뻗지 못하거나 가쪽으로 팔이 올라가지 않는 것을 많이 볼 수 있다. 발병 초기의 급성기에는 염증에 의한 통증 때문에 동작 제한이 있고, 서서히 통증은 경감되어 어깨관절의 구축 때문에 움직임이 나빠진다. 이 시기가 어깨관절 구축 때문에 동작 제한이 가장 강한 시기이며, 어깨관절 구축에 대한 운동 요법이 중요한 시기가 된다. 완화기가 되면 구축도 서서히 개선되어 올리는 동작도 가능해지지만 동작이 강제될 때는 깎는 듯한 통증이 있다. 각각 병기로 나누어 어깨관절의 가동 제한과 동작 장애의 원인에 대해 생각해보자.

ⓐ 급성기(freezing phase)의 운동 제한(그림 11)

발병 초기의 이 시기의 병태로는 힘줄이나 윤활주머니 등의 염증이 강해지기 때문에 통증에 의한 어깨관절 주위 조직의 긴장이 강한 상태이다. 당연히 굽힘이나 벌림 등의 능동 동작은 어렵고 능동 보조 동작도 움직임에 따라 염증 부위에 자극을 주기 때문에 도피 동작을 하거나 통증에 의한 긴장 때문에 근육이 굳어 어깨관절이 경직된 상태가 된다. 그러나 통증이나 긴장 때문에 움직이지 않는 것은 어깨위팔관절이며, 어깨가슴우리관절의 가동은 비교적 유지되고 있다. 큰·작은가슴근이나 위팔두갈래근 등에 의해 어깨 앞쪽은 경직되고 가쪽에서는 어깨세모근이나 넓은등근 등에 의해 위팔은 몸통에 붙은 상태가 된다. 어깨 뒤쪽에서는 등세모근이나 어깨올림근의 결림을 볼 수 있으며 가시위근·가시아래근의 통증은 비교적 가벼운 상태가 되는 경우가 많다. 이렇듯이 급성기의 동작장애는 앞쪽의 힘줄 등의 염증에 의한 자극으로 일어나는 어깨관절 주위 근육의 과긴장이 주요한 원인으로 생각된다.

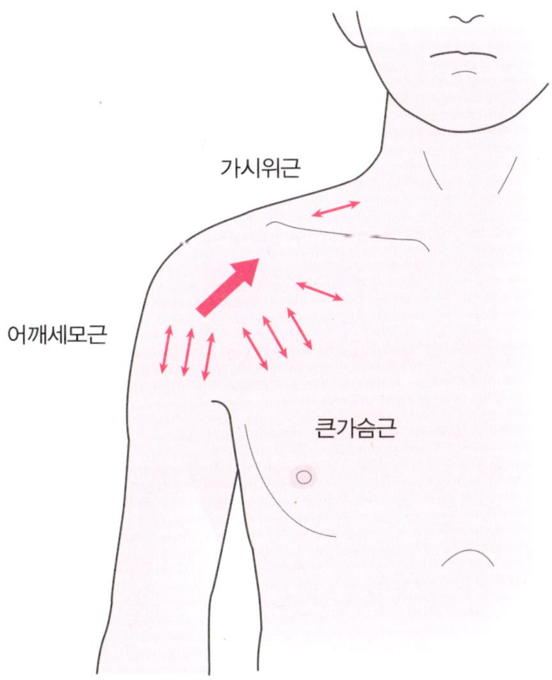

그림 11 급성기의 근육 긴장과 어깨 구축
어깨관절 주위의 근육 긴장에 의해 어깨의 움직임이 나빠진다.

ⓑ 만성기(frozen phase)의 운동 제한(그림 12)

이 시기는 1개월에서 수개월로 경과가 장기간이기 때문에 근육이나 힘줄 자체가 약간 굳어져 있어 어깨관절이 능동적 · 수동적으로도 딱딱하게 구축된 상태이다. 최대로 가동 시 고정되어 굳어있는 듯한 느낌을 받을 수 있다. 굽힘 동작에서는 가동 범위도 30~80° 정도로 제한이 강해져 큰결절과 봉우리가 부딪히는 느낌으로 멈추고, 이 이상은 통증이 있어 전혀 움직일 수 없는 상태가 된다. 움직일 수 있는 범위에서는 통증이 적고, 움직임도 비교적 부드러워지는 경우가 많다. 그러나 가동 제한은 굽힘뿐만 아니라 가쪽 돌림이나 벌림 동작도 제한된다. 가동 제한은 근육·힘줄의 구축뿐만 아니라 관절 주위의 인대나 관절주머니의 구축에 의해 제한된다. 또한, 관절 내압의 불균형으로부터 부분적으로 음압 상태가 강해져 위팔뼈머리와 관절오목에 영향을 미치고 어깨 전체의 가동성이 제한되는 경우도 있다.

ⓒ 완화기(thawing phase)의 운동 제한(그림 13)

완화기가 되면 인대나 힘줄 등의 염증도 경감하여 그때까지의 치료 효과에 의해 근육도 약간 느슨해지는 경향이 있다. 주로 뒤쪽 사각 공간에서 증상이 있고, 특히 가쪽 돌림 동작에서 통증을 볼 수 있는 경우가 많다. 가쪽 돌림의 근력은 정상적인 경우가 많아서 가쪽 돌림 시 어깨관절 뒤쪽의 관절주머니의 강한 당김이나 뼈막(골막)이 당겨지는 듯한 통증이 발생하기 때문이다. 관절의 가동 제한도 있지만 구축 때처럼 멈추는 상태가 아니라 수동적으로 천천히 움직이면 서서히 움직임이 넓어지는 상태가 된다.

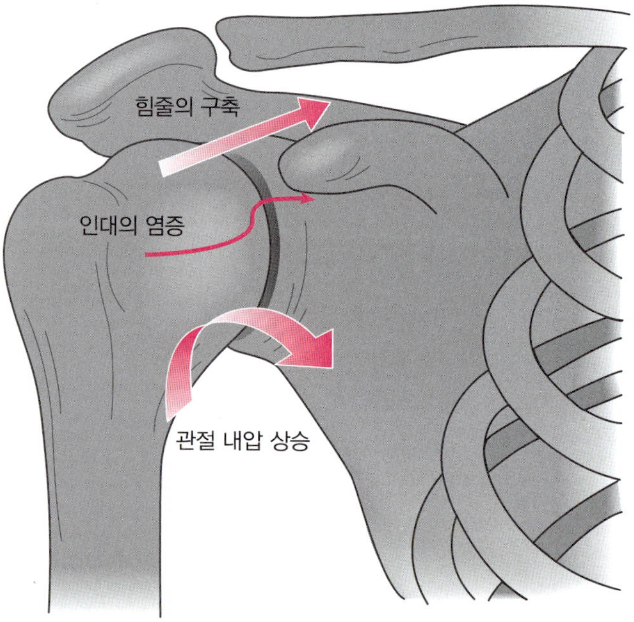

그림 12 만성기의 어깨 구축 모습
힘줄이나 인대의 염증으로 굳어져 어깨관절이 구축된다

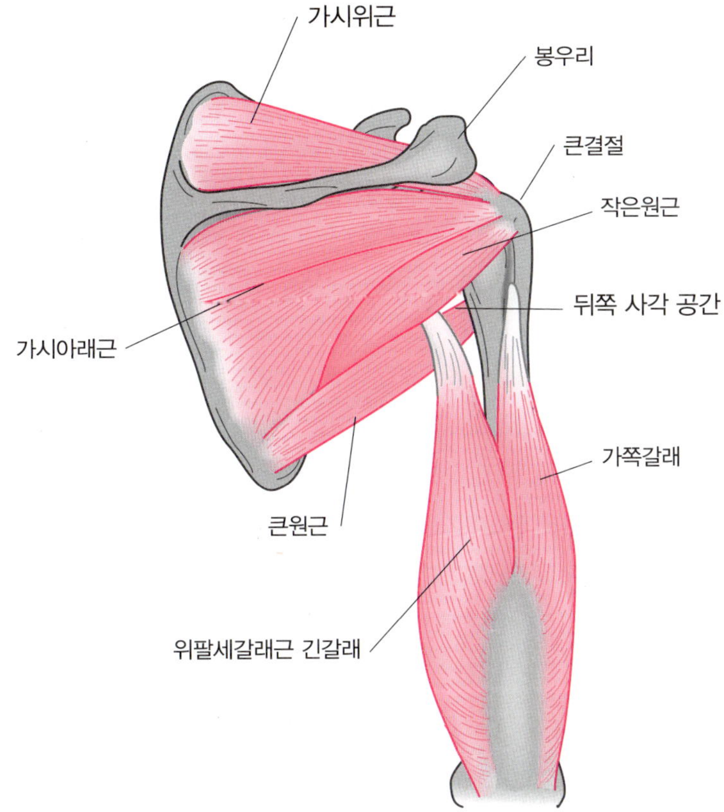

그림 13 완화기의 어깨 뒤쪽 모습
위팔뼈와 위팔세갈래근, 큰원근으로 이루어진 뒤쪽 사각 공간이 가쪽 돌림 장애와 관련이 있다.

C. 치료와 예후

1. 치료

오십견의 치료는 병기(clinical stage)에 따라 달라진다. 초기의 병태는 힘줄이나 윤활주머니 등의 염증이 주가 되기 때문에 소염 치료를 해야 한다. 만성기에는 염증 뒤에 따르는 어깨관절 구축이 주가 되므로 가동성을 개선하기 위한 방법이나 재활이 중심이 된다. 완화기에는 장애된 어깨관절의 기능 회복을 위해 일상 동작의 개선을 목표로 할 필요가 있다. 각각 병기의 투약, 처치, 재활에 대해서 알아보도록 하자.

ⓐ 예방

오십견은 손상 시기가 확실하지 않은 경우가 많다. 그래도 일상 동작에서의 불편함이나 자각적으로 이상을 느낄 수가 있는데, 그런 경우에는 우선 예방하는 것이 중요하다. 가능한 한 통증이 없는 동작으로 생활을 해야 한다. 높은 곳이나 신체의 뒤쪽으로 손을 뻗지 않거나, 올림으로 통증을 느끼면 반대쪽 손으로 동작을 보조하는 것이 좋다. 이렇게 예방 시기를 일주일 정도 지속하여 안정이 되면 부분적인 염증만 치료하고 오십견으로까지 증상이 나빠지지 않고 끝낼 수 있다. 어깨 동작에 불편함이 느껴지면 일주일의 예방 휴식 기간을 갖는 것도 중요한 치료가 된다.

ⓑ 급성기(freezing phase)의 치료(그림 14)

급성기는 어깨 앞쪽의 염증 증상이 강하므로 자세도 어깨 앞쪽에 부담을 주지 않도록 약간 앞기울임

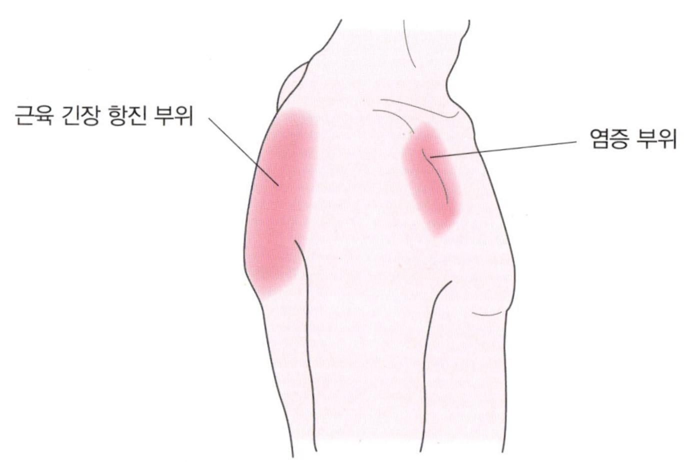

그림 14 급성기의 치료 포인트
어깨 앞쪽은 소염 치료, 뒤쪽은 긴장을 완화시켜 준다

으로 어깨 안쪽 돌림 자세로 안정을 취하는 것이 좋다. 이 자세는 낮뿐만 아니라 수면 시에도 쿠션 등을 어깨나 팔꿈치 아래에 두어 어깨부터 팔을 놓는 위치에 주의를 기울여야 한다. 파스와 같은 외용약도 염증이 심한 앞쪽을 중심으로 붙이고 통증이 심할 때에는 하루에 5~6회 교체해주고, 얼음주머니 같은 것으로 환부를 냉각(icing)하는 것도 필요하다. 비스테로이드성 항염증제(NSAIDs)로 염증을 가라앉히고 어깨 주위의 근육 긴장이 강할 때는 근육 이완제도 효과적이다. 특히 염증 증상이 강할 때에는 인대나 윤활주머니 등에 스테로이드제와 국소마취제를 혼합하여 주사를 놓기도 한다.

급성기에는 염증을 가라앉히기 위해서 환부 국소 부위의 안정과 소염 진통 치료가 중요하다. 또한, 어깨 주위는 통증 때문에 긴장하고 근육 등 신체가 경직되기 때문에 스스로도 가볍게 마사지를 하여 긴장을 완화시키고 필요 이상으로 어깨 주변의 구축을 일으키지 않도록 주의해야 한다.

ⓒ 만성기(frozen phase)

이 시기의 증상은 어깨관절 구축이 강하기 때문에 관절의 수동운동이 치료로서는 중요해진다. 약제에 의한 치료는 봉우리밑주머니에 히알루론산 제제 주입을 많이 한다. 히알루론산 제제에 의해 윤활주머니 속을 윤활하게 하는 효과와 염증을 억제하는 작용이 있어 국소마취제를 섞음으로 인해 통증을 완화하여 주위의 근육 긴장을 완화시키는 효과도 기대할 수 있다. 이 시기에도 돌림근띠 간격이나 뒤쪽 사각 공간 등의 포인트에 스테로이드제와 국소마취제를 혼합하여 주사하면 효과적이다(그림 15). 국소마취제에 의한 어깨위신경차단도 시행한다. 또한 어깨위팔관절내의 주사도 효과적이다. 이 시술은 관절 조영검사와 함께 하는 joint distension(관절공간 속을 넓히는 조작)에 의한 관절 내압의 감압 치료로 효과가

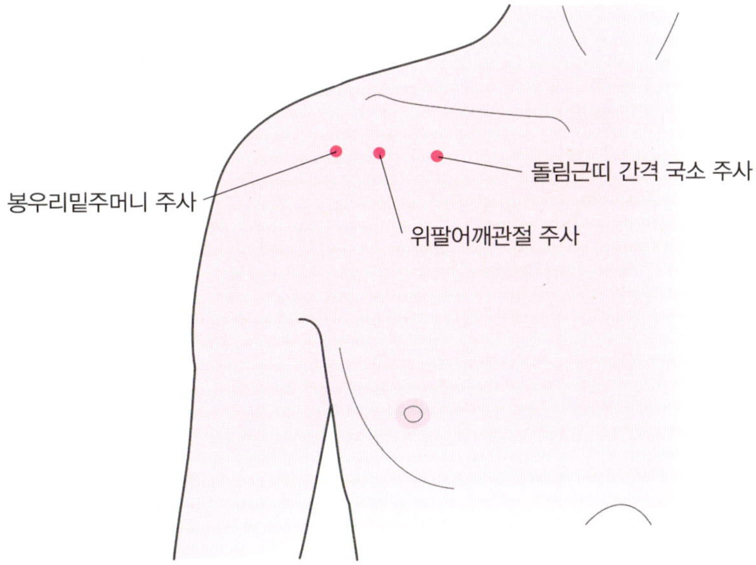

그림 15 주사 자입 포인트

있다. 관절 조영으로 어깨밑주머니가 화상에 나타나지 않는 증례에 대해서 옆누움자세에서 90° 벌림 자세로 강제적으로 안쪽 돌림하여 관절 내압을 상승시키도록 강제하고 joint distension을 한다. 이 방법에 의해 관절 내압이 한 번에 감소되어 어깨관절의 경직이 사라져 어깨의 가동성이 개선된다.

만성기에는 어깨관절 구축에 대한 운동 요법이 아주 중요하다. 아직 염증이 남아 있는 상태에서 갑자기 격한 동작을 해서는 안 되고, 처음에는 근육을 풀어 준 후 능동보조운동으로 서서히 움직인다. 운동요법의 상세한 내용은 p.83의 '제4장 재활 치료와 홈 운동'에서 볼 수 있다.

또한 보존적 치료가 효과적이지 않은 경우에는 수술을 하는 경우도 있다. 수술의 요점은 봉우리밑주머니와 돌림근띠 유착, 부리봉우리인대의 구축, 부리위팔인대의 구축, 돌림근띠 간격의 유착 등에 대한 처치가 중요하다. 경시하수술도 시행하고 있지만, 돌림근띠 간격 등 긴장된 관절주머리를 해리시키고, 세척수에 의한 충분한 환류를 하기 때문에 펌핑 효과에 의한 관절 구축의 개선도 기대할 수 있다.

ⓓ 완화기(thawing phase)

이 시기가 되면 어깨의 구축이 약간 완화되어 가동성이 개선되지만 너무 많이 움직이면 다시 급성기와 같은 강한 통증이 재발되기 때문에 주의해야 한다. 굽힘 · 폄 방향을 중심으로 가동 연습을 하여 서서히 가쪽 돌림 시키고 마지막에 벌림 방향으로 가동 연습을 해야 한다. 앞쪽 굽힘에서 올림하여 가쪽으로 내려 회전 동작으로 능동운동 진행하여 서서히 가동 범위를 확대해간다. 어깨관절을 안정시키기 위해서는 팔꿈치를 몸통에 고정한 위치에서 가벼운 부하를 동반한 안쪽 돌림 · 가쪽 돌림 운동을 하는 것도 중요하다.

경과에 따른 치료 내용의 변화에 대해서는 표 2를 참고 하길 바란다.

표 2 경과와 치료 내용

	약물 치료	재활 치료	홈 운동
급성기 (freezing phase)	◎ 소염진통제	△ 근육 이완	△ 냉각
만성기 (frozen phase)	○ 국소 부위 · 관절 주사	◎ 근육 이완 관절 수동	○ 능동보조운동
완화기 (thawing phase)	△ 외용약	◎ 관절 수동	◎ 능동운동

2. 예후

오십견은 기본적으로 예후가 양호하며 중증인 관절 구축을 남기는 경우는 없는 것 같다. 염증에 의한 통증이 강한 급성기는 2주~1개월 정도, 구축이 강한 만성기는 2개월~2년 정도이다. 평균적으로는 가동성 제한이 약 6개월, 통증 경감까지는 발병으로부터 12개월 정도라는 보고가 있다. 경과의 차이는 척추 등 어깨 주위의 몸통 균형이나 당뇨병, 갑상샘 질환 등의 합병과도 관계가 있다. 척추후만과 같이 등이 굽은 사람은 경과도 약간 길고 경과 중에 양쪽에 발생하는 경우도 있다. 이렇게 경과가 다른 것은 환자의 신체 상태 등에 따라 영향을 받으므로 치료에서는 이 여러 가지 요인에 대해 고려해야 한다.

D. 감별진단

1. 어깨관절의 통증과 구축을 만드는 어깨 질환

어깨관절의 통증과 가동 제한을 유발하는 질환은 많다. 어깨관절 주위의 질환에서도 원인이 되는 부위에 따라 병태도 다르며, 여러 가지 증상이 한꺼번에 나타나는 경우도 있다. 척주는 어깨 주위로부터의 영향을 받을 수도 있고, 전신 질환의 일부로서 어깨에 증상이 나타나기도 한다. 그림 16에 나타낸 것처럼 어깨관절의 구축을 유발하는 질환에 대해서 일차성(특발성)의 오십견, 이차성의 어깨관절주위염, 내분비 등 전신 질환에 따른 분류를 생각해 볼 수 있다. 이차성 질환에서 어깨관절성에는 돌림근띠 파열(회전근개 파열), 충돌(p.30 참조), 석회화힘줄염 등이 있으며 관련성에는 경추 질환, 심장·폐·대혈관 질환, 복부 내장 질환 등이 있고, 전신성에는 당뇨병, 갑상샘 기능 이상, 애디슨(Addison)병, 전이성 종양 등이 있다. 각 질환의 특징과 병태에 대해서 알아보자.

ⓐ 돌림근띠염(회전근개염)

1) 증상

육체 노동이나 어깨를 너무 많이 사용하면 아파서 손이 올라가지 않는 것처럼 급격하게 발병하는 경우가 많다. 주 증상은 운동 시 어깨 통증으로 90° 이상 스스로 올리는 것이 불가능하지만 다른 손의 도움을 받아 올리는 것은 가능하다.

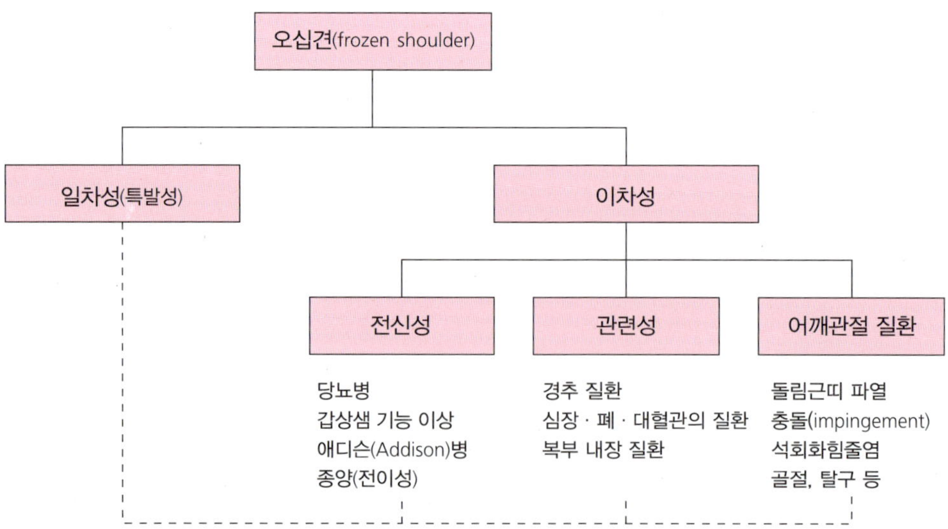

그림 16 어깨관절 구축의 분류

(Zuckerman JE, Cuomo F: frozen shoulder, in Matsen FA III, Fu FH, Hawkins RJ (eds): The Shoulder: a Balance of Mobility and Stability. 253−267, American Academy of Orthopaedic Surgeons, 1992에서 일부 수정)

2) 진단

운동 등의 동작에 의한 피로가 돌림근띠를 이루는 근육군의 피로를 일으켜 돌림근띠염이 되고 서서히 주위에도 염증이 파급되어 봉우리밑주머니염 등을 일으키고 올림 통증을 만든다. 팔을 내린 상태에서의 동작 통증은 가볍지만 벌림 90° 자세에서 안쪽 돌림을 하면 강한 통증을 보인다.

3) 치료

안정이나 소염진통제, 파스 등의 사용이 기본이다. 봉우리밑주머니의 스테로이드제와 국소마취제의 주사는 효과적이며 통증이 어느 정도 완화된 상태에서는 어깨관절의 동작장애가 경감된다.

ⓑ 부리인대염(오훼인대염)

1) 증상

팔에 힘을 주어 동작을 할 때 부리돌기 부위에 통증이 생기며, 가동장애는 거의 볼 수 없다.

2) 진단

부리돌기는 위팔두갈래근 짧은갈래, 부리위팔근, 작은가슴근, 부리위팔인대, 부리봉우리인대, 부리어깨빗장인대 등의 근육이나 인대가 부착되는 부위이며 이들과 관련된 동작에서 부하가 더해져 염증을 일으키기 쉽다. 부리돌기에 일어나는 힘줄 부착 부위 염증으로 생각된다.

3) 치료

파스의 부착이나 스테로이드제의 국소 주사가 효과적이다. 또한, 작은가슴근의 구축 등과 같이 굽은 등의 상태에서는 발병이 반복하기 쉬우므로 앞가슴 부위의 스트레칭도 중요하다.

ⓒ 위팔두갈래근의 긴갈래힘줄염(상완이두근의 장두건염)

1) 증상

육체 노동이나 야구 등의 스포츠에서 많이 볼 수 있다. 증상은 급성기에서는 결절사이고랑에 강한 압통이나 부종, 통증을 동반한 열감 등의 염증 증상이 강하고, 어깨를 약간 움직이는 것으로도 강한 통증을 느낀다. 만성기에는 팔꿈치를 편 상태에서 아래팔을 뒤침하여 저항을 가하면서 팔을 올리면 결절사이고랑에 통증을 보이는 스피드 테스트가 양성으로 나타나며 팔꿈치를 굽힌 상태에서 뒤침하여 저항을 가하면 결절사이고랑에 통증을 보이는 요르가손 테스트(Yergason test)가 양성으로 나타난다.

2) 진단

염증이 국소적으로 결절사이고랑에서 보이며 압통이 있고 운동할 때나 무거운 짐을 들 때 통증을 보이며, 관절 구축의 가동 제한은 심하지 않다. 소아, 청소년에서는 스포츠 활동의 부담이 어깨의 불안정성을 합병하는 경우가 많고 성인에서는 어깨관절 주위염이나 관절 구축 등의 변성과 관련이 있다. 이들과의 합병에도 주의해야 한다. 긴갈래힘줄의 기능은 팔의 움직임에 중요하며 손을 가쪽으로 벌릴 때는 위팔의 벌림 동작을 하고 또 어깨 벌림, 가쪽 돌림 시 위팔뼈머리를 눌러 어깨관절을 지지하는 움직임을 한다. 긴갈래힘줄은 어깨뼈의 관절위결절에서 시작되어 결절사이고랑을 지나 짧은갈래와 합류하고 위팔뼈 앞면을 내려가서 노뼈에 닿는다. 긴갈래힘줄의 길이는 변하지 않기 때문에 위팔뼈머리가 결절사이고랑을 위아래로 움직인다. 이렇게 긴갈래힘줄은 특이하고 복잡한 움직임을 하여 어깨를 눌러 안정시키는 중요한 구조이기 때문에 부담이 가해지기 쉽고 염증을 일으키기 쉽다.

3) 치료

급성기에는 팔의 안정과 냉각을 하여 염증이 강한 경우에는 세모 모양의 천으로 보호를 위해 고정한다. NSAIDs(비스테로이드항염증제)를 복용하거나 파스도 붙인다. 재활은 환부 냉각(icing) 등 열감이나 염증을 진정시키기 위한 방법이 중심이 된다. 만성기에는 어깨 주위의 근육 긴장이 높아질 때 근육이완제를 복용한다. 재활도 주위 근육의 컨디션이나 관절 구축 방지를 위해 능동보조운동(active assistive exercise)을 한다. 긴갈래힘줄에 부담이 가해지지 않도록 어깨관절 가쪽 돌림 동작에는 주의해야 한다.

ⓓ 석회화힘줄염(그림 17)

1) 증상

40~50대, 남성보다는 여성에게서 많이 보이는 경향이 있다. 주부나 사무직인 사람에게 보이고 육체노동자에게는 다소 적은 경향이 있다. 발병은 급격하고 격렬한 통증을 보이며 팔이 올라가지 않고 어깨 가쪽 부위에 종창이나 열감을 보인다.

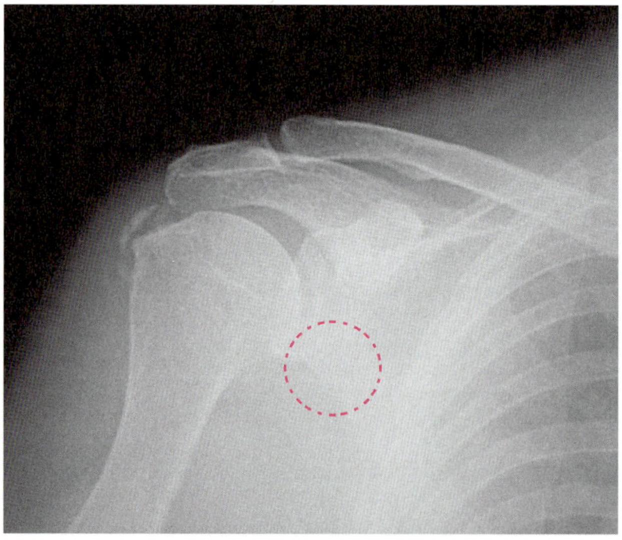

그림 17 석회 침착 예의 어깨관절 X선 사진
봉우리 가쪽에 가시위근 힘줄 내에 석회의 침착이 보인다.

2) 진단

X선의 소견에서는 위팔뼈머리 주위의 돌림근띠 내에 석회 침착이 보인다. 석회 침착은 가시위근힘줄에 많이 보이고 석회의 성분은 수산화인회석(hydroxyapatite)이며 병소 주변에 오스테오폰틴(osteopontin)이라고 하는 단백질도 볼 수 있다는 보고가 있다. 그 중에는 팔을 올릴 때 통증을 느끼지만 심하지 않은 경우도 있다. 수술 소견의 보고에서는 석회 침착 부위가 바짝 건조되어 있거나 점성이 강한 액상을 보인다. 건조한 부분은 혈액 등 전혀 들어 있지 않고, 주위와 완전히 단절된 상태이며, 점성인 부분은 외부와 교통이 있어 세포를 통해 염증 유발 물질을 발현하여 강한 염증을 일으키는 것 같다고 되어 있다.

3) 치료

급성 염증이 강한 경우에는 안정과 소염 처치가 필요하다. NSAIDs의 내복과 소염진통제의 외용약을 여러 차례 부착한다. 팔을 약간 올린 자세에서 릴랙스한 상태로, 환부를 냉각하여 염증의 열을 누른다. 그리고 증상이 강할 때에는 스테로이드제와 국소마취제를 섞어 봉우리밑주머니 또는 직접 환부에 주사한다. 비교적 단발적으로 증상이 발생하여 없어지는 경우가 많지만, 보존적 치료에 저항이나 재발이 반복될 때에는 수술에 의해 석회를 제거하기도 한다. 초음파 파쇄기에 의한 치료의 보고도 있다.

ⓔ 봉우리밑주머니염(견봉하점액낭염)(그림 18)

1) 증상

어깨의 올림 동작에서 통증이 있으며 동작이 제한된다. 봉우리의 앞가쪽 부위의 종창과 압통을 볼 수 있다. 올림 시 뚜둑하는 소리도 들을 수 있으며 천자에 의해 황색 투명한 액체를 볼 수 있다.

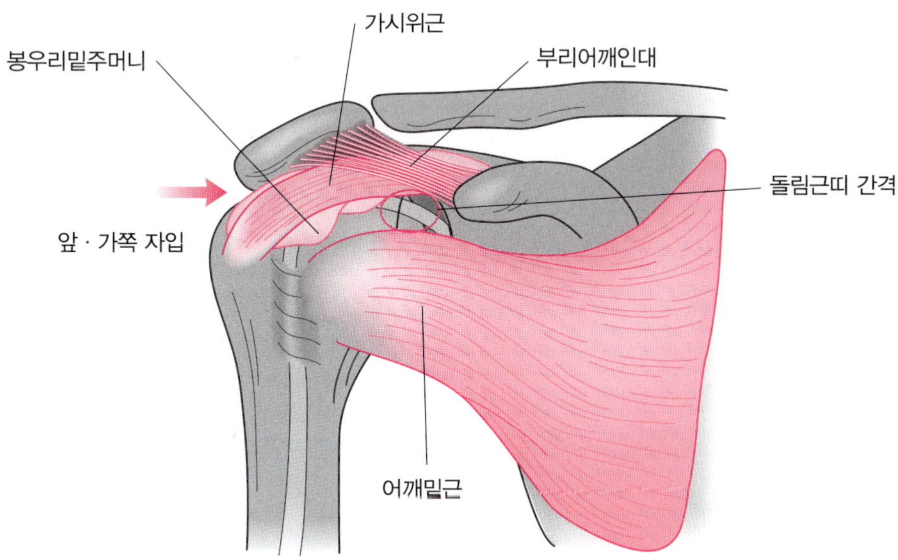

그림 18 봉우리밑주머니의 해부

2) 진단

어깨의 올림 동작에서는 위팔뼈의 큰결절과 돌림근띠가 봉우리나 부리봉우리인대의 아래로 미끄러지듯 들어가고, 이 때 봉우리밑주머니는 쿠션의 기능으로 제2 어깨관절 역할을 한다. 봉우리밑주머니염은 이 부위에 염증을 일으키고 통증이나 올림 제한을 유발한다. 류마티즘 등으로 일차적으로 발병하기도 하는데 돌림근띠 파열 등 다른 질환에 의해 이차적으로 발병하기도 한다.

3) 치료

발병 후에는 환부를 안정시키고 올림 등의 동작 제한이 필요하다. 소염진통제의 복용이나 외용약의 사용과 냉찜질도 중요하다. 또한 염증이 강한 경우에는 스테로이드제와 국소마취제의 주입을 하는 것이 필요하다.

ⓕ 돌림근띠(회전근개) 파열

1) 증상

중년의 노동자에게 많이 보이며 동작 시 통증이나 야간 통증의 어깨관절 통증을 많이 볼 수 있다. 외상성 증례에서는 통증이 강하고 올림이 어렵다. 근력 저하도 볼 수 있는데 특히 신체에서 팔이 떨어진 경우에 앞에 있는 물건을 집거나 손을 뒤로 뻗는 동작이 어렵다. 비교적 가동성은 유지되지만 통증 호(painful arc)같은 올림 동작에서는 90° 부근에서 통증과 올림이 어려운 것을 볼 수 있다. 증상이 악화되면 어깨관절의 구축이 강해지고, 올림도 40~50° 정도에서 확실하게 장애가 되고 가시아래근이나 가시위근은 위축을 일으켜 어깨의 근력 저하를 보이며 일상 동작에서 중대한 장애를 볼 수 있다.

2) 진단

돌림근띠 파열에서 손상 원인이 명백한 것은 60% 정도이며 나머지는 과다 사용 등으로 원인이 명확하지 않은 경우도 많다. 어깨 모음 자세나 안쪽 돌림 자세에서는 위팔뼈머리와 봉우리 사이에 돌림근띠가 있어 압박되기 쉽지만 돌림근띠 파열이 일어나는 확실한 원인이라고는 할 수 없다. 돌림근띠의 원인은 돌림근띠의 변성이 기본이 되며 여러 가지 외상이나 손상이 더해져 증상이 일어난다고 할 수 있다. 파열 부위는 가시아래근 힘줄이 가장 많고 여러 가지 힘줄이 병합하여 손상을 받는 것도 많이 있다. 큰결절이나 가시아래근에 압통 있은 후 3시간 후에 가시아래근·가시위근 등에서 근육이 위축된 것을 볼 수 있다. 통증 유발 테스트에서는 가시위근 테스트(SSP 테스트), 가시아래근 테스트(ISP 테스트), 어깨밑근 테스트(lift off 테스트)에서 양성을 보인다. 그 밖에, 수동적으로 올린 손을 떨어뜨리면 낙하해버리는 drop arm sign을 볼 수 있다. X선 검사에서는 봉우리뼈머리 사이 거리(acromiohumeral interval, AHI)가 협소해져 뼈가시(골극) 형성 및 봉우리의 관절면 등이 관찰된다. 관절 조영검사, MRI, 초음파 검사에서 영상적으로 완전 파열, 불완전 파열(관절면 파열, 힘줄 내 파열, 윤활주머니면 파열)의 소견이 진단된다.

3) 치료

일상 동작에서의 통증이나 동작 장애가 적은 경우 수술 적응 외 증례에 보존적 치료가 이루어진다. 통증을 없애거나 구축을 예방하는 것이 중요한 목적이며 소염진통제의 투여나 히알루론산 약제, 스테로이드제의 주사 등이 시행된다. 재활에서는 돌림근띠 보상 기능의 훈련과 관절 가동성의 유지, 개선이 중요하다. 수술 적응의 증례에서는 다양한 수술을 통해 양호한 결과를 보이기도 한다. 수술의 목적은 파열된 돌림근띠를 회복시키는 것, 어깨 앞쪽의 압박을 제거하는 것, 그리고 어깨관절 구축을 개선하는 것이 중요하다. 수술 후의 재활도 중요한데 예후를 크게 좌우하는 영향도 있기 때문에 계획적으로 지속할 필요가 있다.

2. 그 밖에 감별해야 하는 질병

ⓐ 어깨손증후군(shoulder hand syndrome)

1) 증상

어깨의 통증과 동작 제한이 나타나 오십견과 비슷한 증상으로 같은 쪽 손가락에 통증이나 종창을 수반한다. 병기가 진행되넌 어깨관절 구축이나 손가락의 냉감, 손톱의 영양장애 등을 볼 수 있다.

2) 진단

병태는 반사성 · 교감신경성 근육이상증(dystrophy)의 일종이며, 작열통(causalgia)이나 슈덱의 골위축(Sudeck's bonc atroplıy)과 같은 모양의 상태이다. X선 검사에서도 위팔뼈머리나 손가락관절 근처에 뼈 위축을 볼 수 있다. 교감신경의 긴장 상태가 지속되므로 혈행장애를 유발하여 레이노(Rayneud) 현상이나 손톱의 변형 등이 일어난다.

3) 치료

초기 단계에서는 소염진통제의 투여나 치료자에 의한 수동운동으로 긴장을 풀어주고 혈행 개선을 촉진한다. 때때로 스테로이드제를 주입하는 것도 효과적이다. 또한 별신경절(성상신경절) 블록이나 어깨위신경 블록도 효과적이다. 그 후의 치료는 온열 치료나 운동 요법이 주로 이루어진다.

ⓑ 목신경뿌리병증(경부신경근병증)

어깨 주위를 움직이는 근육에 대한 신경은 주로 경추 제5~8, 흉추 제1 신경앞가지에서 온다. C5~C6, C6~C7 사이의 척추사이원반(추간판) 변성에 의해 제5~6 신경은 장애를 일으키는 경우가 많은데 이 신경은 위쪽 신경줄기에서 경유하여 가시위근 · 가시아래근에 분포하기 때문에 어깨의 올림 동작에 크게 영향을 끼친다. 특히 키건(Keegan)형의 장애에서는 척수앞뿌리 또는 앞뿔이 선택적으로 장애되고, 지각장애보다 운동장애의 증상이 강하게 나타나기 때문에 주의해야 한다.

ⓒ 당뇨병에 의한 어깨 구축

당뇨병 환자의 경우 손가락의 피부 변화와 굽힘 구축에 맞춰 어깨관절 구축이 보이는 경우가 있다. 발생 빈도는 10~20%이며 양쪽에서 발생하며, 국소 압통 등의 소견은 많지 않다. 보존적 치료의 효과는 크지 않고, 당뇨병에 의한 만성 염증에 기초한 어깨 국소 염증으로 발생한 사이토카인(cytokine)과 근육 조직의 인슐린 저항성 저하에 어떠한 관련이 있을 것으로 의심된다는 보고도 있다. 어깨의 염증이 개선되면 혈당 조절도 좋아진다고 한다.

ⓓ 갑상샘 질환

갑상샘 항진증, 저하증 모두에서 어깨관절 구축을 일으킬 수 있다. 기능장애에 의한 근육 통증은 이전보다 확실해졌지만 관절 구축에 대한 작용은 명확하지 않다. 기능장애의 개선에 의해 어깨관절의 가동성도 좋아질 수 있다.

ⓔ 가슴 종양에 의한 것

판코스트 종양(Pancoast tumor)은 폐첨부(빗장뼈의 안쪽 근처)에 발생한 폐암이 가슴벽으로 침투하여 번지는 종양을 총칭하는 말이다. 침투한 종양의 영향으로 자신경(척골신경) 지배를 받는 팔에 통증을 초래하고, 갈비사이신경이 침범되어 가슴과 어깨에 통증을 일으키거나 같은 쪽의 동공이 작아지는 등의 호르너 증후군(Horner's syndrome)을 초래하기도 한다. 폐첨부의 암은 호흡 증상이 적고, X선 검사에서도 발견하기 어렵기 때문에 경과가 부자연스러운 오십견의 경우, 한 번 호흡기 내과에서 진료를 받는 것도 중요하다.

참고 문헌

1. 信原克哉：肩-その機能と臨床. 第3版, 医学書院, 2001：162
2. 安達長夫, 他：五十肩の輪郭·病因論. 日本整形外科学会雑誌 1987；61：S509-S510
3. 熊谷 純, 他：五十肩(凍結肩)の関節鏡所見および生検組織所見. 整形·災害外科 1994； 37 (13)：1561-1568
4. 衛藤正雄, 他：肩関節周囲炎における Scapulo-humeral mythm, 肩関節 1988；12 (2)：138-142
5. 信原克哉：プラクティカルマニュアル-肩疾患保存療法. 金原出版, 1997
6. 三森甲宇, 他：肩関節周囲炎に及ぼす頚椎因子の検討. 肩関節 1997；21 (2)：357-360

Column 3. 영상 진단

먼저 X선 촬영에서 탈구나 골절, 변형성 어깨관절병증 등의 뼈 · 관절 질환을 검사한 후 MRI 및 초음파, 관절 조영에서 돌림근띠 파열이나 돌림근띠 간격 손상을 확인하고, 필요한 경우 관절경(arthroscope)으로 충돌증후군(impingement syndrome)이나 관절테두리(관절순) 손상 정도의 확정 진단을 한다.

단순 X선 촬영

어깨관절 열극(joint space)의 협소화는 없고, 뼈머리와 관절오목의 정렬(alignment) 변화도 볼 수 없다. 큰결절에 국한되어 굳어있거나 뼈 위축, 낭포가 보이면 돌림근띠 파열을 의심해야 한다.

관절 조영

어깨밑주머니의 폐색, 관절주머니 아래부분의 축소, 관절주머니 전체 부피의 축소 등의 소견이 보인다.

MRI(자기공명영상)

어깨관절 내외의 삼출액 저류를 볼 수 있다. 또한 발병 초기에는 위팔두갈래근 긴갈래힘줄 주위의 저류가 많이 보인다.

초음파

비침습적으로, 어깨관절이나 그 주변의 구성체에 대한 동적인 평가를 할 수 있다는 점에서는 우수하지만 오십견에서는 진단을 목적으로 하기 보다도 돌림근띠 손상 등의 감별 질환의 제외 목적으로 유용하다.

관절경(arthroscope)

전신의 기능 개선을 목적으로 하는 물리치료나 정확한 주사 요법을 하여도 효과가 없는 경우 관절경에 의한 치료적 진단을 한다. 관절경으로 본 소견으로는 관절 공간이 좁고, 관절테두리, 위팔두갈래근 긴갈래 부착 부위의 표층이 충혈되어 있다. 윤활막은 빨갛게 부어있고, 출혈되기 쉬운 상태로 위관절 공간이나 어깨밑주머니 부근에서 증식하고 있다.

제3장
평가

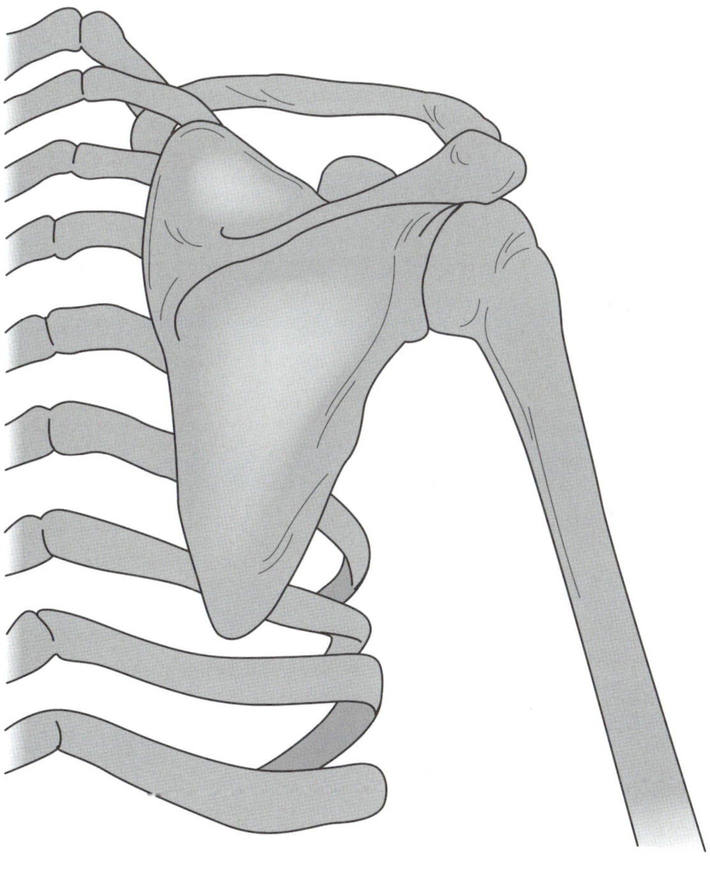

A. 통증에 대한 평가

통증은 일, 운동, 가사, 수면과 같은 일상생활에서 큰 장애 인자가 된다.

또한 통증은 주관적인 표현이기 때문에 심리적·사회적 측면을 포함하여 전체적으로 객관적인 평가가 필요하다.

1. 통증에 대한 평가 항목

주요 평가로서 문진, 시진, 촉진, 운동검사 등이 있다.

ⓐ 문진

- 언제부터 아팠는지와 지금까지의 경과
- 의심되는 원인이나 외상이 있는지
- 통증 부위, 성질, 정도
- 휴식 시 통증의 유무
- 통증이 나타나는 자세, 동작
- 야간 통증의 유무

[문진에서는 pain scale(통증평가척도)을 이용하는 것도 효과적이다]

ⓑ 시진

- 자세 체크
- 통증이 있는 부위의 염증, 종양의 확인

ⓒ 촉진 또는 운동 검사

- 관절 가동 범위(end feel 등)
- 동작 시 통증 부위나 정도
- 근력
- 압통

ⓓ 통증 일지의 이용 등

일상생활에서 느끼는 주관적인 통증을 환자 자신이 기록한 것으로 정보의 공유에 도움이 된다.

2. Pain scale(통증평가척도)

통증을 느꼈을 때 조금 아픈지, 아니면 극심한 통증이 있는지, 통증을 느끼는 방법이나 강도에는 큰 차이가 있다. 통증의 강도를 수치화하여 객관적으로 평가하는 방법으로 pain scale이 있다. 통증의 경시적 변화를 평가하는데도 효과적이다. Pain scale에는 몇 가지의 대표적인 평가방법이 있다.

ⓐ Numerical rating scale(수치평가척도, NRS)(표 1)

전혀 통증이 없는 상태를 '0', 최대 통증을 '10'으로 하고 지금 느끼고 있는 통증의 점수를 묻는 방법이다. 통증클리닉에서 가장 많이 사용하는 방법이다.

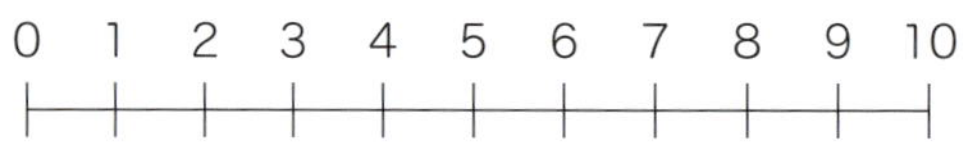

그림 1 Numerical rating scale(NRS)

ⓑ Visual analogue scale(시각아날로그평가척도, VAS)(표 2)

10cm의 직선을 이어 가장 왼쪽을 '통증 없음', 가장 오른쪽을 '상상할 수 있는 가장 심한 통증'으로 한다. 지금 느끼고 있는 통증의 강도에 가까운 위치를 점으로 표시한다.

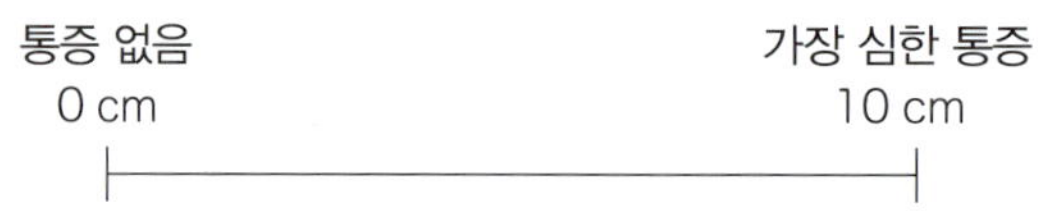

그림 2 Visual analogue scale(VAS)

ⓒ Verbal rating scale(구두평가척도, VRS)

아래의 5단계 단어 중에서 통증의 강도를 선택하게 한다.

'없음' '가벼움' '중간' '심함' '아주 심함'

ⓓ Face pain scale(얼굴통증평가척도, FPS)(그림 3)

'전혀 통증이 없는 상태'에서 '상상할 수 있는 가장 심한 통증'까지를 5단계로 나누어 그것을 표정으로 표현한 것이다. 현재의 기분에 가까운 표정을 선택하도록 한다.

소아나 고령자에게 자주 사용되는데 표정은 통증뿐만 아니라 불안감이나 피곤함과 같은 정신 상태의 영향을 받기 쉬우므로 주의해야 한다.

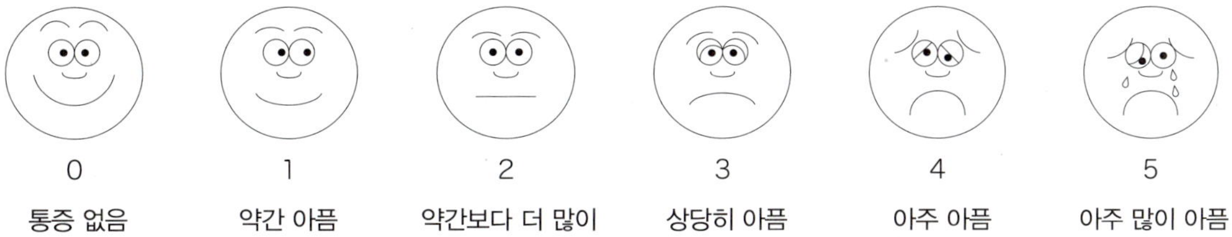

그림 3 Face pain scale(FPS)
(Whaley L, et al.: Nursing care of infants and children. 3rd ed. St Louis: the CV Mosby Company, 1987)

3. 통증 일지

일상생활에서 느끼는 통증을 보다 정확하게 치료자에게 전달하고 정보를 공유하기 위해서 통증 일지를 쓰는 방법이 있다(그림 4). 또한 통증이 장기화되어 만성 통증을 수반하는 경우, 치료에서 통증의 호소가 선행되는 경우가 있다. 이러한 경우에 통증 일지를 이용하여 치료 효과를 확인함으로써 치료에 대한 동기를 높이거나 통증에 대한 악순환을 끊을 수 있도록 도움을 줄 수 있다.

월/일(요일)	통증 강도	통증을 느끼는 경우				
		수면 통증	일상생활 동작	가사 동작	일할 때	운동할 때
/ ( )	0 1 2 3 4 5 6 7 8 9 10					
/ ( )	0 1 2 3 4 5 6 7 8 9 10					
/ ( )	0 1 2 3 4 5 6 7 8 9 10					
/ ( )	0 1 2 3 4 5 6 7 8 9 10					
/ ( )	0 1 2 3 4 5 6 7 8 9 10					
/ ( )	0 1 2 3 4 5 6 7 8 9 10					
/ ( )	0 1 2 3 4 5 6 7 8 9 10					

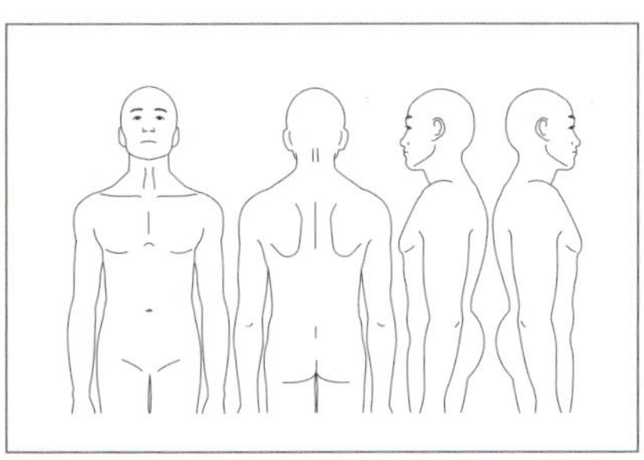

<개선된 점>

<느낀 점>

그림 4 통증 일지

초보 치료사에게 조언

만성 통증의 재활 치료

만성 통증은 통증의 원인을 치유하고 있음에도 불구하고 지속되는 통증을 말한다. 통증을 반복하여 경험한 것에 의해 뇌의 감각계에 이상이 생겨 증상이 없어졌는데도 통증의 감각만이 남은 것이다.

따라서 만성 통증이 있는 경우 이차적으로 일상 활동이 저하함으로써 통증 부위 이외의 경직이나 근력 저하 등 전신의 부진으로 이어질 수도 있다.

만성 통증의 재활에서는 통증을 호소하는 국소 부위의 치료뿐만 아니라 가능한 범위에서의 전신 운동이나 적극적인 일상생활 동작을 하는 것으로 삶의 질(QOL)의 향상을 목표로 하는 것이 중요하다.

4. 서있는 자세에서의 어깨관절 평가법: Shoulder 36

2011년에 일본정형외과학회 및 일본견관절학회에 의해 작성된 평가법으로 '선 자세에서의 어깨관절 평가법: shoulder 36'이 있다(그림 5). 이것은 36항목의 질문에 대해 환자 자신이 중증도를 5단계(0~4)의 점수로 답하는 것이다. 심리적 영향을 최소화하기 위해 답변은 의사 등 의료관계자 앞에서 작성하지 않도록 한다.

일본정형외과학회 · 일본견관절학회

환자 입각 견관절 평가법 Shouler 36(V 1.3)

회답일: 20 년 월 일

이름 ( ) 연령 (세)

다음의 ( ) 중에서 해당하는 것에 ○표 해주십시오.

성별(남성 · 여성) 주로 사용하는 방향(왼쪽 · 오른쪽)
아픈 쪽(아픈 어깨)은 (오른쪽 어깨 · 왼쪽 어깨 · 양쪽 어깨)
양쪽 어깨 모두 정상적이지 않은 경우,
이번에 어느 쪽 어깨에 대해 평가할 것인지 결정해 주십시오.
이번에는 (오른쪽 어깨 · 왼쪽 어깨)에 대해 회답합니다.
(양쪽 어깨가 모두 아픈 경우에는 좌우의 어깨에 대해서 개별적 질문표에 답해주십시오.)
진단명( )

현재 아픈 쪽 어깨의 상태를 평가하기 위해서 아래의 36 항목의 질문에 답해주십시오.
중증도 5단계(0~4)의 점수로 나타냅니다. 수치가 클수록 상태가 양호하다는 것입니다. 의사와 그 외 관계자 앞에서 설문에 답하지 않도록 합니다.

각 질문 항목에서

어렵지 않게 되는 경우는	4
약가 어렵지만 가능할 경우는	3
어렵지만 어떻게든 스스로 할 수 있는 경우는	2
상당히 힘들며 다른 사람의 도움 없이 불가능한 경우는	1
전혀 되지 않는 경우는	0

으로 각 항목 오른쪽의 (4 · 3 · 2 · 1 · 0) 중에서 하나를 골라 ○표 해주십시오.
평소에 하지 않는 항목 내용에 대해서는 이를 상상하여 기입해주시기 바랍니다.

항목 내용이 잘 이해되지 않는 경우는 다른 설문 항목에 답한 후에 의사(또는 담당자)에게 질문해주시기 바랍니다.
(적극적으로 회답해주십시오. 하지만 너무 답하기 어려운 항목에 대해서는 무리하게 회답하지 않아도 괜찮습니다.)

※ 본 평가법을 허가 없이 사용하는 것을 금합니다.

1

일본정형외과학회 · 일본견관절학회

기입 예	회답 예
질문) 신발을 벗는다.	(4 · ③ · 2 · 1 · 0)
그러면 아래의 36 항목의 질문에 답해주시기 바랍니다.	회답
1. 집에서 일상생활을 한다.	(4 · 3 · 2 · 1 · 0)
2. 눈높이에서 신문을 크게 펼친다.	(4 · 3 · 2 · 1 · 0)
3. 아픈 쪽의 손을 바지 뒷주머니에 넣는다.	(4 · 3 · 2 · 1 · 0)
4. 재킷의 소매에 아픈 쪽 팔을 넣는다.	(4 · 3 · 2 · 1 · 0)
5. 니트를 머리부터 넣어 입는다.	(4 · 3 · 2 · 1 · 0)
6. 옷을 벗는다.	(4 · 3 · 2 · 1 · 0)
7. 재킷을 옷걸이에 건다.	(4 · 3 · 2 · 1 · 0)
8. 머리 뒤에서 양손을 잡는다.	(4 · 3 · 2 · 1 · 0)
9. 양손으로 세수를 한다.	(4 · 3 · 2 · 1 · 0)
10. 스스로 머리를 빗는다.	(4 · 3 · 2 · 1 · 0)
11. 아픈 쪽 손으로 반대쪽 겨드랑이 아래를 씻는다.	(4 · 3 · 2 · 1 · 0)
12. 아픈 쪽 손으로 샤워 헤드를 들고 전신을 닦는다	(4 · 3 · 2 · 1 · 0)
13. 수건의 양쪽 끝을 잡고 아픈 쪽 손을 위로 하여 등을 닦는다.	(4 · 3 · 2 · 1 · 0)
14. 양손으로 걸레나 수건을 짠다.	(4 · 3 · 2 · 1 · 0)
15. 쟁반을 이용하여 스프가 있는 그릇을 옮긴다.	(4 · 3 · 2 · 1 · 0)
16. 테이블 위의 조미료(간장, 소금, 후추 등)를 아픈 쪽 손으로 잡는다.	(4 · 3 · 2 · 1 · 0)
17. 식사를 한다.	(4 · 3 · 2 · 1 · 0)
18. 앞치마 끈을 뒤에서 묶는다.	(4 · 3 · 2 · 1 · 0)
19. 접시를 수세미로 닦는다.	(4 · 3 · 2 · 1 · 0)
20. 아픈 쪽의 손으로 머리보다 높은 곳에 접시를 놓는다.	(4 · 3 · 2 · 1 · 0)

※ 본 평가법을 허가 없이 사용하는 것을 금합니다.

2

일본정형외과학회 · 일본견관절학회

21. 아픈 쪽의 손으로 물이 가득 들어 있는 주전자를 든다.	(4 · 3 · 2 · 1 · 0)
22. 박수를 10번 친다.	(4 · 3 · 2 · 1 · 0)
23. 양손을 올리고 몸을 쭉 편다.	(4 · 3 · 2 · 1 · 0)
24. 아픈 쪽을 아래로 하여 잔다.	(4 · 3 · 2 · 1 · 0)
25. 충분한 수면을 한다.	(4 · 3 · 2 · 1 · 0)
26. 과거 1주간 피곤한 일 없이 지냈다.	(4 · 3 · 2 · 1 · 0)
27. 양손을 옆으로 수평하게 벌려 1분간 버틴다.	(4 · 3 · 2 · 1 · 0)
28. 좌우 손을 앞뒤로 흔들며 걷는다.	(4 · 3 · 2 · 1 · 0)
29. 일상생활에서 보통 아픈 쪽을 사용하는 것을 건강한 쪽을 사용하지 않고 할 수 있다.	(4 · 3 · 2 · 1 · 0)
30. 아픈 쪽의 손으로 눈높이의 창문을 연다.	(4 · 3 · 2 · 1 · 0)
31. 집 근처에서 쇼핑을 한다.	(4 · 3 · 2 · 1 · 0)
32. 우산(자동이 아닌 것)을 아픈 쪽 손으로 연다.	(4 · 3 · 2 · 1 · 0)
33. 버스나 지하철을 이용한다.	(4 · 3 · 2 · 1 · 0)
34. 아픈 쪽의 손으로 버스나 지하철의 손잡이를 잡는다.	(4 · 3 · 2 · 1 · 0)
35. 레크레이션 정도의 운동에서 어깨(팔)를 사용한다.	(4 · 3 · 2 · 1 · 0)
36. 경기 정도의 운동에서 어깨(팔)를 사용한다.	(4 · 3 · 2 · 1 · 0)

설문은 이상 마칩니다. 고맙습니다. 아래 내용은 기입하지 않습니다.

평가

활동	통증	가동 범위	능력	건강한 느낌	일상생활 동작	스포츠 능력
점수						

※ 본 평가법을 허가 없이 사용하는 것을 금합니다.

3

그림 5 서있는 자세에서의 어깨관절 평가법(Shoulder 36 V1.3)

(본 평가 표는 일본정형외과학회 및 일본견관절학회의 저작물로, 해당 학회의 허가를 얻어 전재하였다. PDF 파일은 일본 견관절 학회 홈페이지 http://www.j-shoulder-s.jp/downroad/pdf/001.pdf에서 열람이 가능하다. 일본정형외과학회 회원 이외 분이 사용하는 경우에는 일본정형외과학회의 허가를 얻어야 한다.)

B. 어깨관절의 가동 범위 평가

1. 어깨관절의 운동 방향 및 참고 가동 범위

어깨관절은 인간의 신체에서 가장 자유도가 높은 관절로, 큰 가동성을 가지고 있다(표 1)[1].

(표 1)에 팔이음뼈, 어깨관절의 운동 방향, 참고 가동 범위를 표기했지만, 관절의 가동 범위는 연령, 성별, 측정 자세 등에 따라 차이가 있으므로 이들을 고려해야 한다.

초보 치료사에게 조언

어깨관절의 올림, 돌림에 대해서

- 팔 올림을 측정하는 것만으로는 어깨뼈의 움직임과 어깨위팔관절의 움직임이 혼재하고 있다. 그래서 어깨뼈의 어깨뼈가시와 위팔뼈와의 각도를 측정하여 어깨위팔관절의 가동 범위를 측정한다.
- 어깨관절의 돌림 가동 범위에 관해서는 등이 굽은 경향 또는 그에 따른 어깨뼈의 벌림 · 모음, 기울기 등에 따라 큰 차이를 보이기 때문에 어깨뼈의 위치에 좌우되는 일이 없는 평가가 필요하다. 그 기준이 되는 것이 어깨뼈면(scapular plane)이다. 어깨뼈의 기울기에 대해 팔꿉관절을 90° 굽혔을 때, 아래팔이 수직이 된 위치가 안쪽 · 가쪽 돌림의 중간이다.

2. 어깨관절 돌림

어깨관절 돌림은 통증의 호소나 운동 제한이 일어나기 쉬우므로 보다 상세한 평가를 해야 한다. 어깨관절 돌림은 제1~3의 각 자세에서 근육, 관절주머니, 인대 등에 대한 평가를 하는 것이 효과적이다.

각 자세에서 돌림 시 늘어나는 연부조직(soft tissue)을 표 2[2]에 정리하였다. 또한 어깨관절의 돌림 자세에 대해서 다음과 같이 대략적으로 설명하였다(그림 6).

① 제1 자세(1st position): 팔꿉관절을 90° 굽힌 자세

② 제2 자세(2nd position): 제1 자세에서 어깨관절을 90° 벌린 자세

③ 제3 자세(3rd position): 제2 자세에서 90° 수평 모음한 자세

3. 수동운동의 저항감(end feel)

수동운동에서는 최종적인 가동 범위까지 도달하기 전에 저항감이 있고 그 후에 최종 가동 범위까지

도달하게 된다. 이때의 저항감을 'end feel'이라고 한다. End feel과 통증의 관계에서 병태를 추측하는 것도 가능하다.

표 1 어깨뼈 · 어깨관절 가동 범위

부위명	운동 방향	참고 가동 범위 각도	기본축	이동축	측정 자세 또는 주의점	참고 그림
팔이음뼈 (shoulder girdle)	굽힘 (flexion)	20	양쪽 봉우리를 잇는 선	머리 · 목과 봉우리를 잇는 신		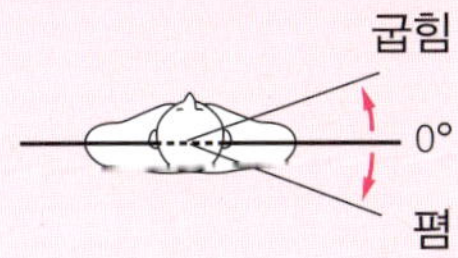
	폄 (extension)	20				
	올림 (elevation)	20	양쪽 봉우리를 잇는 선	머리 · 목과 복장뼈 위모서리를 잇는 선	가쪽에서 측정 한다.	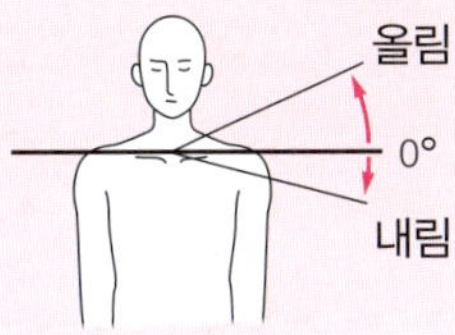
	내림 (depression)	10				
어깨 (shoulder, 팔이음뼈의 움직임을 포함)	굽힘–앞쪽 올림 (flexion–forward elevation)	180	봉우리를 지나는, 바닥으로의 수직선(선자세 또는 앉은자세)	위팔뼈	아래팔은 중간자세로 한다. 몸통이 움직이지 않도록 고정한다. 척주가 앞뒤로 굽히지 않도록 주의한다.	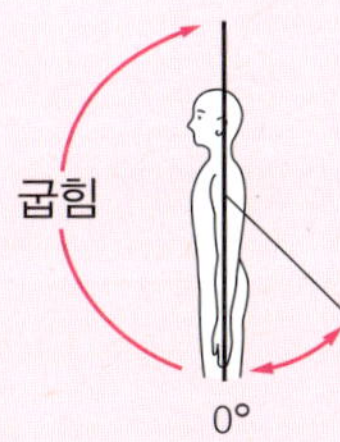
	폄–뒤쪽 올림 (extension–backward elevation)	50				
	벌림–가쪽 올림(abduction– lateral elevation)	180	봉우리를 지나는, 바닥으로의 수직선(선자세 또는 앉은자세)	위팔뼈	몸통의 가쪽굽힘이 일어나지 않도록 90° 이상이 되면 아래팔을 뒤침하는 것을 원칙으로 한다.	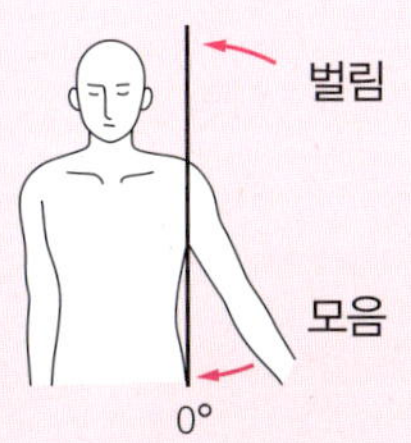
	모음 (abduction)	0				
	가쪽 돌림 (external rotation)	60	팔꿈치를 지나는 이마면으로의 수직선	자뼈	위팔을 몸통에 접하고 팔꿈치관절을 앞쪽 90°으로 굽힘한 자세로 한다. 아래팔은 중간자세로 한다.	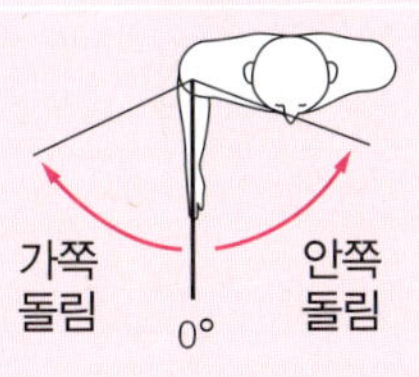
	안쪽 돌림 (internal rotation)	80				
	수평 굽힘 · 모음 (horizontal flexion · abduction)	135	봉우리를 지나는 시상면으로의 수직선	위팔뼈	위팔뼈 어깨관절을 90° 벌림 자세로 한다.	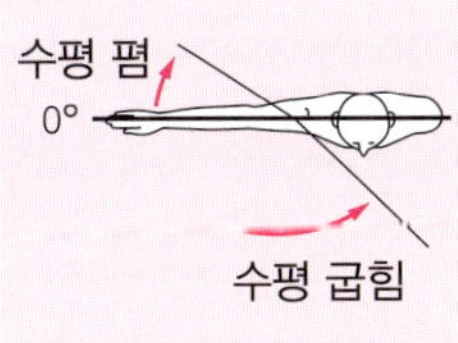
	수평 폄 · 빌림 (horizontal extension · abduction)	30				

(日本リハビリテーション医学会：関節可動域表示ならびに測定法 リハ医学 1995 ; **32** : 207-217)

표 2 각 자세에서 가쪽 돌림 시 늘어나는 연부조직

		제1 자세		제2 자세		제3 자세	
		가쪽 돌림	안쪽 돌림	가쪽 돌림	안쪽 돌림	가쪽 돌림	안쪽 돌림
가시위근	앞부분	○					
	뒷부분		○				
가시아래근	윗부분		○				
	아랫부분				○		
작은원근							○
어깨밑근	윗부분	○					
	아랫부분			○			
큰원근						○	
돌림근띠 간격		○					
부리위팔인대		○					
위관절 위팔인대		○					
앞 아래관절 위팔인대				○			
중간관절 위팔인대				○			
뒤 아래관절 위팔인대							○
앞 위쪽 관절주머니		○					
앞 아래쪽 관절주머니				○		○	
뒤 위쪽 관절주머니			○				
뒤 아래쪽 관절주머니					○		○

(赤羽根良和：肩関節拘縮の評価と 運動療法運動と科学の出版社, 2014：234)

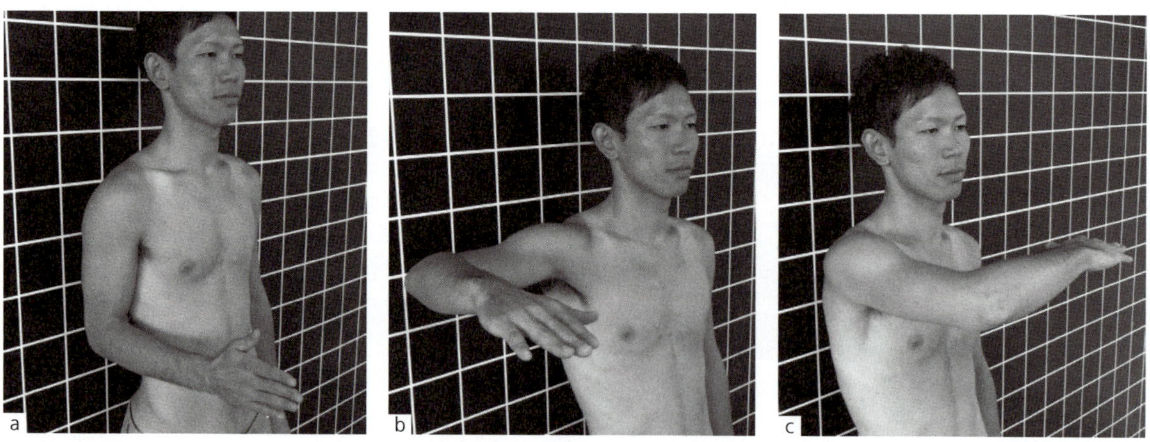

그림 6 어깨관절의 돌림 자세

a: 제1 자세, b: 제2 자세, c: 제3 자세

ⓐ 오십견의 경과에 따른 end feel

1) 급성기(freezing phase)

이 시기는 염증이나 그에 수반하는 종양에 의해 관절 내압이 상승한 상태도 많이 볼 수 있다. 이 때문에 약간의 움직임에 강한 통증이 수반되어 통증과 end feel에서 원인이 되는 장애 부위를 추측하는 것은 어렵다.

이 시기의 end feel은 통증을 방어하기 위하여 운동 초기에 나타나고, 움직이자마자 운동은 멈춘다. 또는 운동 초기에 경직이 나타나, 최종 영역으로 도달할수록 증강하거나 가동 범위 내내 저항이 있다.

2) 만성기(frozen phase)

이 시기는 염증 부위나 장애 부위로의 직접적인 스트레스가 더해지는 운동에 의해 통증이 생긴다. 따라서 통증과 end feel의 관계에서 장애 부위를 추측해가는 것이 중요하다. End feel의 원인으로서 다음과 같은 것들을 고려해볼 수 있다.

① 관절주머니나 인대 등 연부조직의 신장성의 저하가 원인인 경우
End feel과 동시에 통증이 나타난다.

② 관절테두리(관절순)의 손상이 원인인 경우
다소 뻣뻣한 느낌의 end feel이 갑자기 나타나 통증과 운동 제한이 일어난다.

③ 근육이나 힘줄의 유착 등에 의해 늘어날 때 생기는 통증의 저하가 원인인 경우
가동 범위 끝에서의 저항감과 함께 통증이 나타나고, 늘임의 강도에 따라 통증도 증감한다.

3) 완화기(thawing phase)

이 시기는 관절 내 염증은 거의 소실되지만, 관절주머니의 유연성 저하나 근육의 단축이 남아있는 경우가 많다. 이 때문에 부드럽고 저항이 없는 운동 후 갑자기 뻣뻣한 느낌의 end feel을 일으킨다. 또는 통증을 느끼기도 하지만, 늘어날 때 생기는 통증이 편안해지는 경우도 많이 볼 수 있다.

초보치료사에게 조언

통증 치료에서의 심리적인 영향

통증은 심리적인 영향도 강하고 그에 따른 방어적인 근육 연축(spasm)이 나타날 수도 있다. 이 경우 가동 범위 끝에서의 저항감은 생기지 않고 때에 따라 통증의 부위나 강도 등에도 변화가 보인다.

치료 현장에서 편안한 환경을 만들고, 미소 지을 수 있는 대화를 하는 것 등에 의해 운동 범위, 통증의 변화 등이 보이는 경우에는 심리적인 측면에서의 영향도 고려해야 한다.

C. 근육의 평가

1. 근육의 경직: 근육이 원인이 되는 가동 범위 제한(표 3)

어깨관절 장애가 있는 경우 연부조직 중에서도 근육의 장애는 가동 범위의 제한이나 통증 등의 원인이 된다. 근육에 의한 가동 범위 제한이 있는 경우 그 원인은 근육 연축(spasm) 또는 근육 단축(shortening)의 2가지로 크게 구분된다. 이 두 가지 원인에 대한 감별은 적절한 치료를 하기 위해서도 중요하다.

2. 근력

오십견에서 근력을 평가하는 경우 어깨 주위의 근력뿐만 아니라 전신의 상태를 관찰해야 한다.

어깨관절을 안정적으로 움직이기 위해서는 어깨뼈의 고정과 가동이 필요하고, 이를 위해서는 등뼈의 폄이나 가슴의 유연성, 골반의 운동성 등이 중요하다. 또한 자세나 운동은 다리의 영향도 강하게 받기 때문에 전신에 대한 평가가 필요하다.

ⓐ 자세를 안정시키기 위해 필요한 근육

- 배가로근(복횡근), 골반바닥근(골반저근), 가로막(횡경막) 등 복강내압을 높이는 것에 작용하는 깊은 층에 있는 근육
- 뭇갈래근(다열근), 뒤톱니근(후거근) 등 등뼈의 폄이나 갈비뼈의 올림 등에 작용하는 깊은 층에 있는 근육
- 볼기근육(둔근군), 얕은 층에 있는 등근육(배근군), 배근육(복근군) 등 몸통을 안정시키고, 골반의 앞뒤 기울기의 균형을 유지하기 위해 작용하는 근육
- 다리근육

표 3 근육 연축과 근육 단축

	근육 연축(spasm)	근육 단축(shortening)
생리적 메커니즘	척수 반사장애	근육 실질의 늘임 장애, 근막의 섬유화
압통에 대한 소견	있음	없음
근육의 긴장	이완 자세에서의 긴장: 높음 늘임 자세에서의 긴장: 더욱 높음	이완 자세에서의 긴장: 낮음 늘임 자세에서의 긴장: 높음
근력	저하	정상
치료	relaxation	stretching

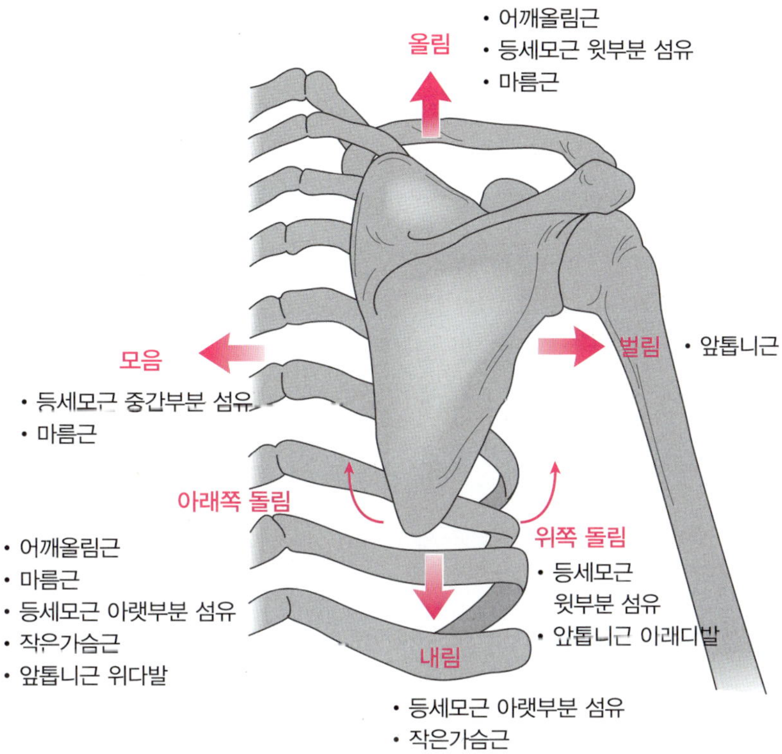

그림 7 어깨뼈의 운동과 작용하는 근육

ⓑ 어깨뼈의 고정과 가동에 필요한 근육

어깨뼈의 운동 방향과 이때 작용하는 근육에 대해 그림으로 나타내었다(그림 7).

ⓒ 돌림근띠(회전근개)의 기능

돌림근띠(가시위근, 가시아래근, 어깨밑근, 작은원근의 총칭)는 어깨위팔관절의 안정성과 운동성에 중요한 역할을 하고 있다. 돌림근띠는 뼈머리를 관절오목으로 당겨, 여러 가지 작용을 하는 어깨관절을 안정화시키는 방향으로 움직인다. 얕은 층에 있는 근육의 과도한 수축에 의한 뼈머리의 치우침을 방지하기 위하여 부드러운 움직임이나 관절을 안정화시키는 역할을 한다.

돌림근띠의 기능에 대한 평가는 안쪽 · 가쪽 돌림의 자세를 바꿔 검사한다. 또한 근력뿐만 아니라 가동 범위나 통증 등의 평가도 함께 해야 한다. 근력이 없는 것인지 통증 때문에 힘을 낼 수 없는 것인지를 확인하는 것이 중요하다.

강한 저항을 주어 근력을 평가하는 것은 어깨세모근과 같은 근육의 보상이나 관절에 강한 부담을 주게 되어 통증을 악화시키는 결과를 초래한다. 평가하는 근육이 제대로 수축하고 있는지 확인하는 것이 중요하며 이를 위해서는 등척성 저항 운동 검사가 효과적이다.

3. 압통

근육의 압통(tenderness)을 평가하여 근육의 경결(induration) 부위나 염증을 파악할 수 있다. 압통은 근육힘줄 이행 부위, 관절 부근, 부착 부위(부리돌기, 큰결절, 작은결절 등) 부근에서 많이 나타난다.

근육의 압통이 자주 발생하는 부위를 그림 8, 그림 9에 나타내었다.

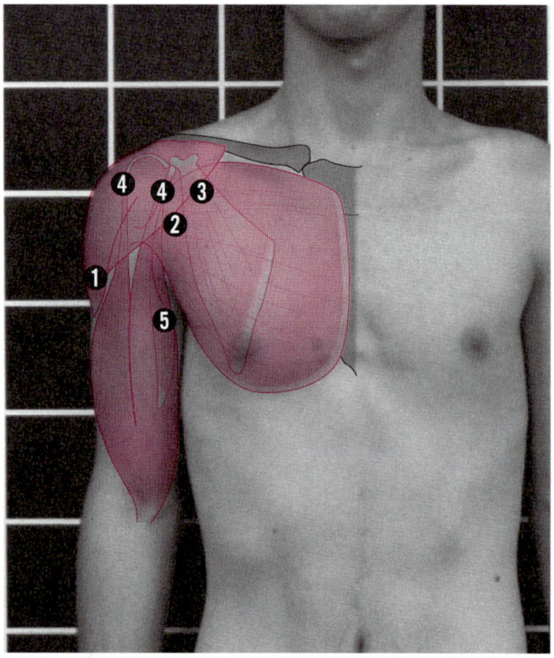

그림 8 앞쪽 팔 내림 자세

❶ 어깨세모근(deltoid muscle), ❷ 큰가슴근(pectoralis major muscle), ❸ 작은가슴근(pectoralis minor muscle), ❹ 위팔두갈래근(biceps brachii muscle), ❺ 부리돌기(coracoid process)

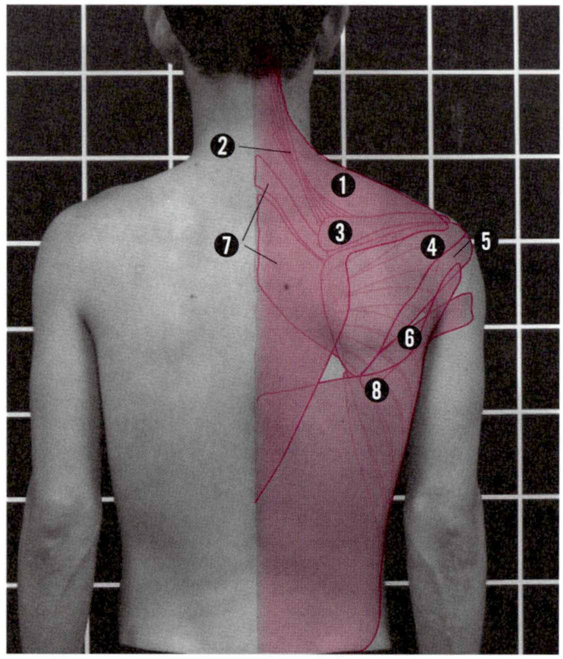

그림 9 뒤쪽 팔 내림 자세

❶ 등세모근(trapezius muscle), ❷ 어깨올림근(levator scapulae muscle), ❸ 가시위근(supraspinatus muscle), ❹ 가시아래근(infraspinatus muscle), ❺ 작은원근(teres minor muscle), ❻ 큰원근(teres major muscle), ❼ 작은마름근(rhomboid muscle), ❽ 넓은등근(latissimus dorsi muscle)

D. 자세 평가

1. 전체상

선 자세 또는 앉은 자세에서 앞쪽, 뒤쪽, 가쪽에서 자세를 관찰한다.

ⓐ 좋은 자세란

이상적인 목뼈 앞굽음, 등뼈 뒤굽음, 허리뼈 앞굽음의 곡선을 볼 수 있고, 좌우 발에 동일한 하중이 실린다. 이상적인 선 자세에 대해서 앞쪽, 뒤쪽, 가쪽의 각각 모습을 그림 10~12에 나타내었다.

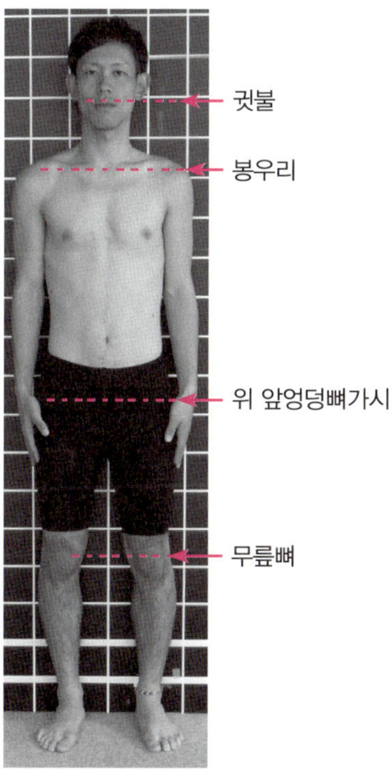

그림 10 이상적인 선자세 (앞쪽에서 본 모습)

그림의 랜드마크의 높이가 좌우로 수평이 된다.

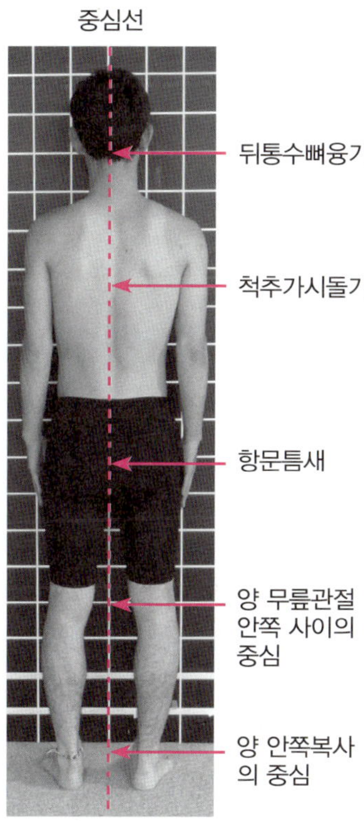

그림 11 이상적인 선자세 (뒤쪽에서 본 모습)

그림의 랜드마크가 중심선에서 일직선이 된다.

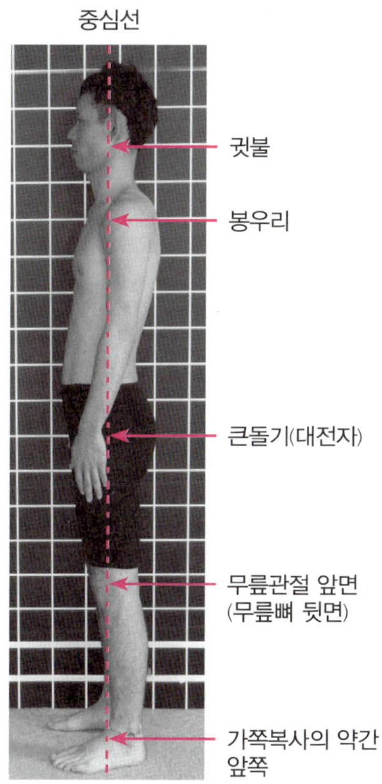

그림 12 이상적인 선자세 (가쪽에서 본 모습)

그림의 랜드마크가 중심선에서 일직선이 된다.

ⓑ 나쁜 자세의 패턴

1) 골반 앞기울임(휜 허리)(그림 13)

골반 앞기울임에 의해 허리뼈 앞굽음, 등뼈 뒤굽음, 목뼈는 과도하게 폄한다. 이 때문에 어깨뼈가 벌림하고 그 결과로 어깨관절의 운동 제한이 생긴다.

〈원인〉

① 배근육의 근력 저하
② 배·등근육의 과도한 긴장, 이에 수반되는 단축
③ 엉덩관절 굽힘근(넙다리네갈래근, 넙다리근막긴장근)의 과도한 긴장, 이에 수반되는 단축

2) 골반 뒤기울임(굽은 등, sway back)(그림 14)

골반 뒤기울임에서 허리뼈 앞굽음은 감소하고, 등뼈 뒤굽음이 일어난다. 머리는 앞쪽으로 치우치고 엉덩관절, 무릎관절은 굽힘 자세가 되는 경우가 많다. 이로 인해 어깨뼈가 벌림하고 그 결과 어깨관절의 운동 제한이 일어난다.

〈원인〉

① 배근육의 근력 저하
② 볼기근육의 근력 저하
③ 햄스트링(넓적다리의 뒷면에 있는 무릎관절 굽힘근육으로 넙다리네갈래근, 반막모양근을 가리킴)의 단축

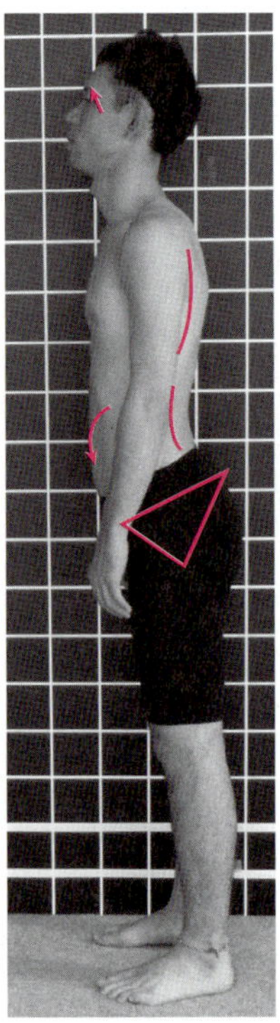

그림 13 골반 앞기울임 (휜 허리)

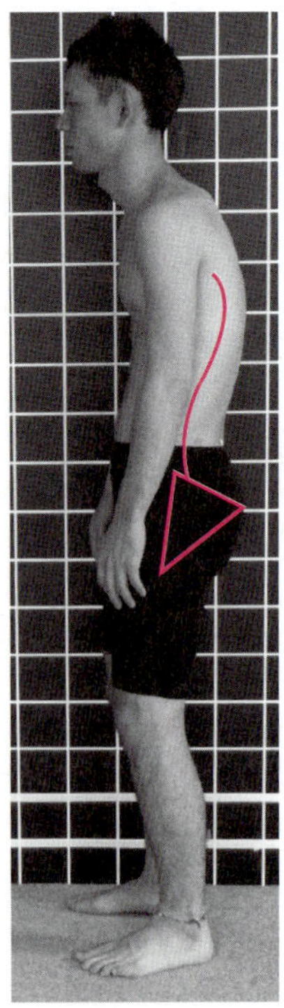

그림 14 골반 뒤기울임 (sway back)

④ 엉덩허리근, 넙다리네갈래근, 넙다리근막긴장근의 원심성의 과도한 긴장

2 어깨관절 장애의 자세

어깨관절 장애의 자세 평가에는 어깨뼈의 위치, 목뼈, 허리뼈의 정렬(alignment)을 중심으로 관찰하는 것이 중요하다.

ⓐ 앞쪽에서의 자세 관찰(그림 15)

앞쪽에서는 어깨의 높이, 빗장뼈의 기울임 각도 등의 좌우 차이를 확인한다.

어깨관절의 장애가 있는 경우, 어깨의 높이가 낮고 빗장뼈는 수평이 되는 경우가 많다. 또한 어깨뼈의 내림, 앞쪽 기울임에 의해 팔이음뼈가 앞쪽으로 나온 자세가 될 수도 있다.

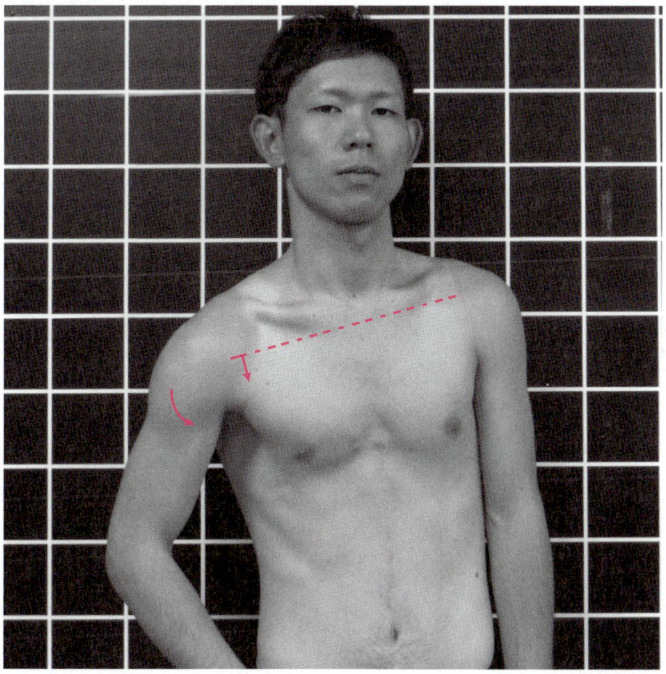

그림 15 어깨관절 장애의 자세(앞쪽에서 관찰한 모습)

ⓑ 가쪽에서의 자세 관찰(그림 16)

가쪽에서는 머리(귓불)와 어깨뼈의 위치, 목뼈, 등뼈의 곡선을 관찰한다.

어깨관절 장애가 있는 경우, 귓불은 봉우리보다 앞쪽에 위치하고 목뼈는 앞굽음(전만)이 감소, 등뼈는 뒤굽음(후만) 되어 있다. 어깨뼈는 벌림, 아래쪽으로 돌림 되어 있고, 위팔뼈머리는 앞쪽에 치우쳐 있다.

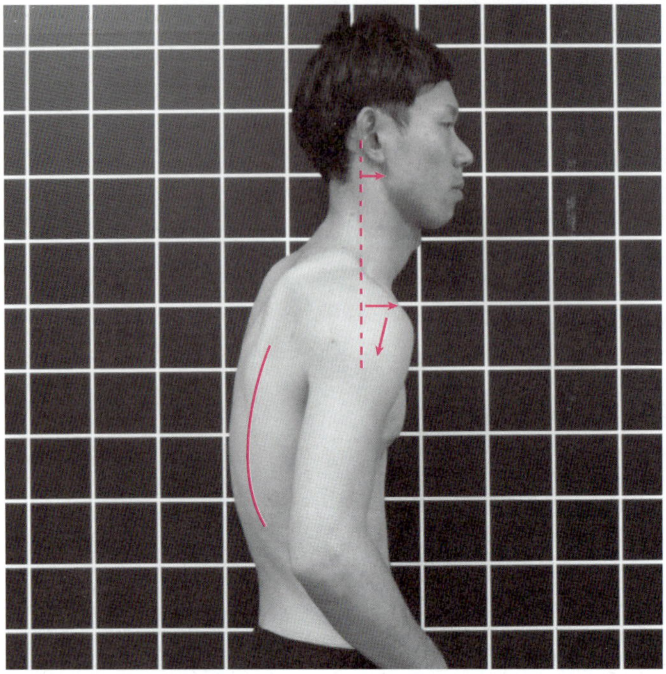

그림 16 어깨관절 장애의 자세(가쪽에서 관찰한 모습)

또한 불완전탈구가 있는 경우에는 위팔뼈머리가 아래쪽으로 떨어져 있다.

ⓒ 뒤쪽에서의 자세 관찰

뒤쪽에서는 근육의 위축(가시위근, 가시아래근, 등세모근 등), 어깨관절과 어깨뼈의 위치 관계나 어깨위팔리듬 등을 관찰한다.

1) 어깨올림근, 등세모근, 위쪽 섬유 등의 과도한 수축이 있는 경우(그림 17)

팔 내림 자세에서 어깨뼈는 위쪽 치우침과 아래쪽 돌림이 일어나고, 팔 올림 자세에서 어깨뼈는 한층 더 위쪽 치우침과 과도한 위쪽 돌림이 일어난다.

2) 부리봉우리인대, 돌림근띠 간격, 위팔두갈래근 긴갈래힘줄 등의 구축이 있는 경우(그림 18)

팔 내림 자세에서 어깨뼈는 내림, 벌림, 아래쪽 돌림이 일어나고, 팔 올림 자세에서는 어깨뼈의 과도한 올림과 벌림, 위쪽 돌림 부족이 보인다. 그 결과, 어깨위팔관절의 운동에 영향을 미치고, 충돌(impingement)의 원인이 된다.

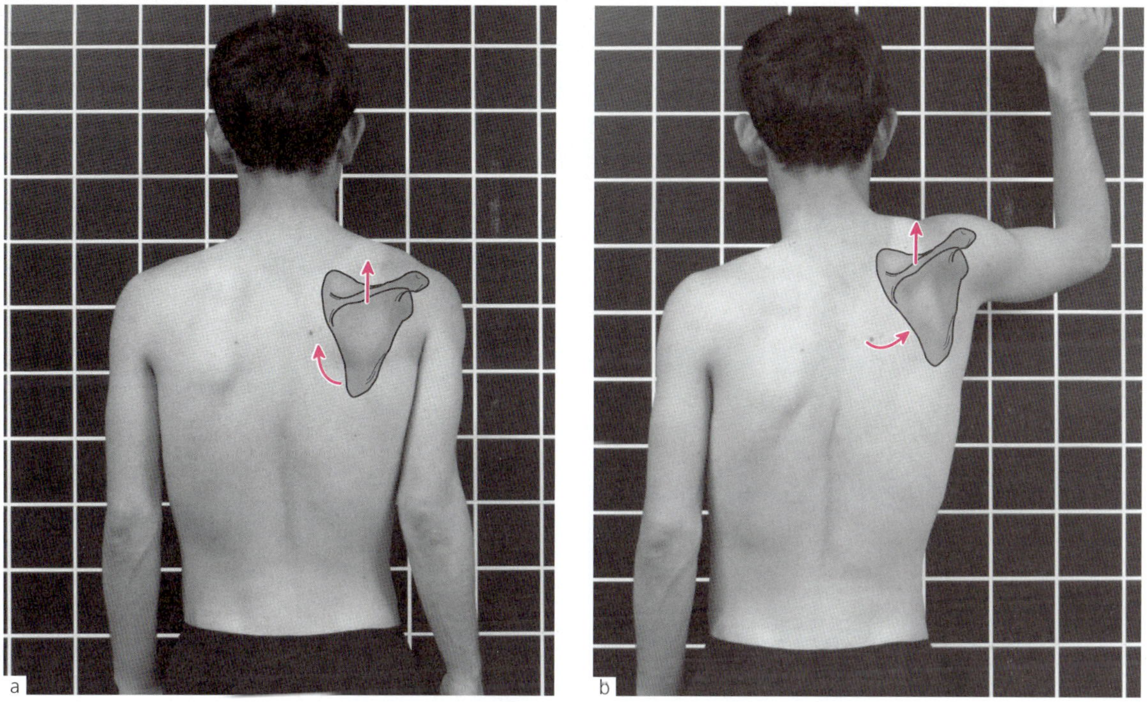

그림 17 어깨관절 장애의 자세(뒤쪽에서 관찰한 모습 ①)
a: 팔 내림 자세, b: 팔 올림 자세

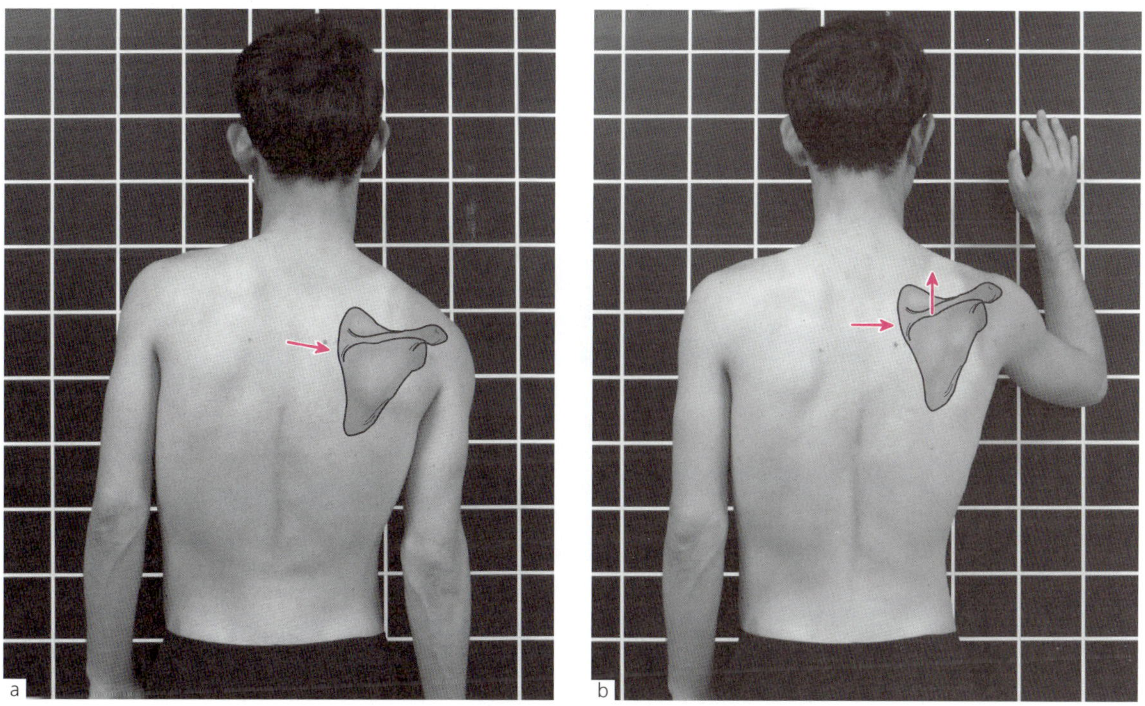

그림 18 어깨관절 장애의 자세(뒤쪽에서 관찰한 모습 ②)
a: 팔 내림 자세, b: 팔 올림 자세

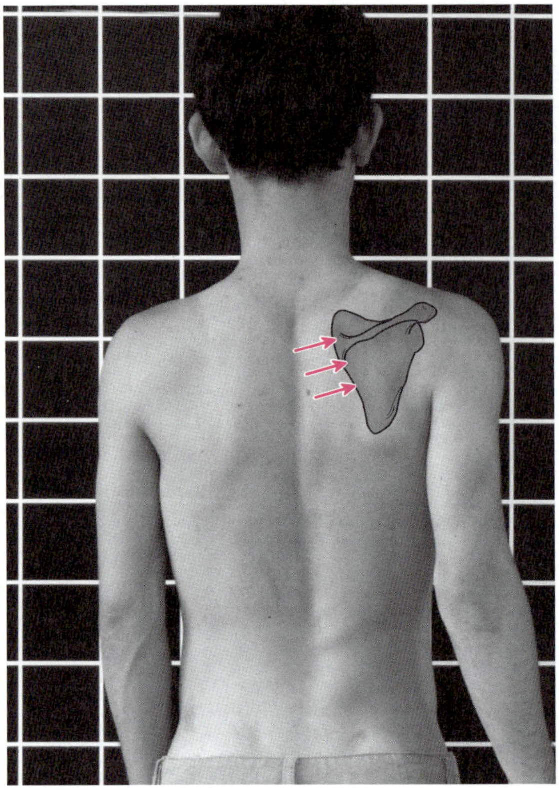

그림 19 어깨관절 장애의 자세(뒤쪽에서 관찰한 모습 ③)

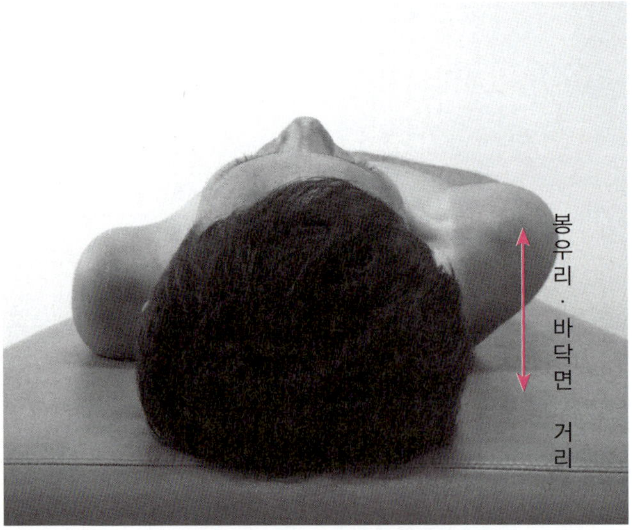

그림 20 어깨관절 장애의 자세(위쪽에서 관찰한 모습)

3) 앞톱니근(전거근)의 기능부전이 있는 경우(그림 19)

앞톱니근에 의해 어깨뼈를 가슴우리로 당기는 것이 불가능하기 때문에 어깨뼈 안쪽모서리가 떠 있는 날개어깨(익상견갑, winging scapular)가 나타난다.

4) 돌림근띠 파열이 있는 경우

파열에 의해 가시위근, 가시아래근이 작용할 수 없기 때문에 때문에 가시위근, 가시아래근의 위축이 나타난다.

ⓓ 위쪽에서의 자세 관찰(바로누운자세)(그림 20)

위쪽에서는 봉우리에서 바닥면까지의 거리를 관찰한다.

어깨관절 장애가 있는 경우에 어깨뼈 벌림에 의해 봉우리 · 바닥면 거리는 멀어져 있다.

E. 대표적인 어깨관절의 도수검사법

오십견이 의심되는 경우나 다른 질환과의 감별을 할 때 하는 대표적인 도수검사법이다. 이것으로 통증 부위나 통증의 정도를 확인한다. 아픈 쪽뿐만 아니라 건강한 쪽에도 관절 가동 범위나 근력 또는 관절에서 나는 소리 등을 비교해야 한다.

검사법의 대부분은 통증을 유발하므로 시행에 대해서는 충분히 주의할 필요가 있다.

1. 가시위근 테스트(SSP 테스트)(그림 21)

테스트 방법: 어깨관절을 벌림 · 가쪽 돌림 자세로 하여 엄지손가락을 아래로 향하게 하고 팔꿈관절을 편 채로 검사자가 가하는 저항과 반대로 팔을 위쪽으로 올린다.

양성: 통증이 나타나서 어깨에 힘이 들어가지 않는다.

의심되는 질환: 가시위근 힘줄의 장애, 돌림근띠 파열, 돌림근띠염 등.

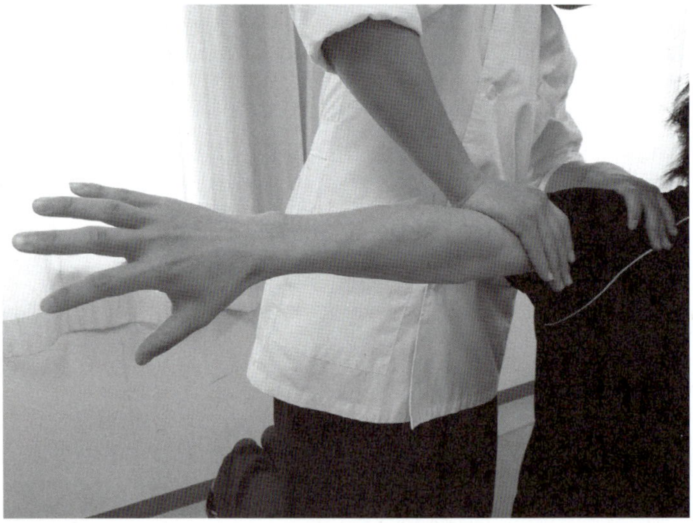

그림 21 가시위근 테스트(SSP 테스트)

2. 가시아래근 테스트(ISP 테스트)(그림 22)

테스트 방법: 겨드랑이를 오므린 채로 팔꿈치를 90°로 굽히고 검사자가 가하는 저항과 반대로 어깨관절을 가쪽 돌림하여 아래팔을 가쪽으로 벌려준다.

양성: 통증이 나타나 근력이 저하된다.

의심되는 질환: 가시아래근 힘줄의 파열 등에서 양성이 되지만, 대부분의 어깨관절 질환에서 양성이 된다.

3. 어깨밑근 테스트(lift off 테스트)(그림 23)

테스트 방법: 어깨관절을 안쪽 돌림 자세로 하여 손가락을 허리 쪽에 붙인다. 검사자가 가하는 저항과 반대로 손을 허리에서 떨어뜨리는 동작을 하여 근력을 본다.

양 성: 근력 저하가 보인다.

의심되는 질환: 어깨밑근의 기능부전

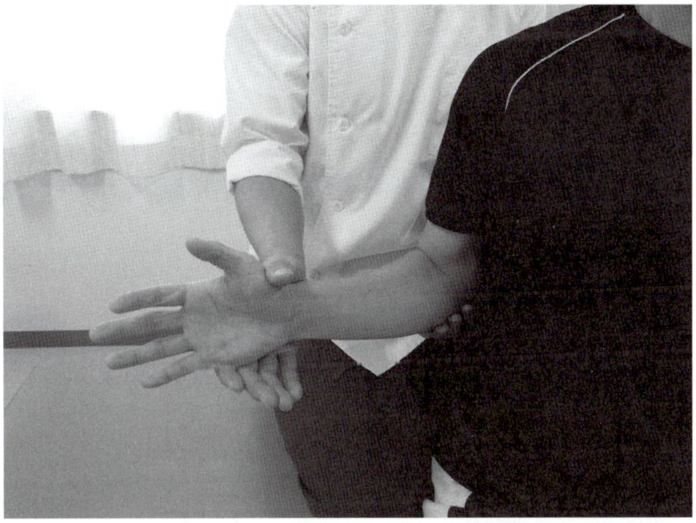

그림 22 가시아래근 테스트(ISP 테스트)

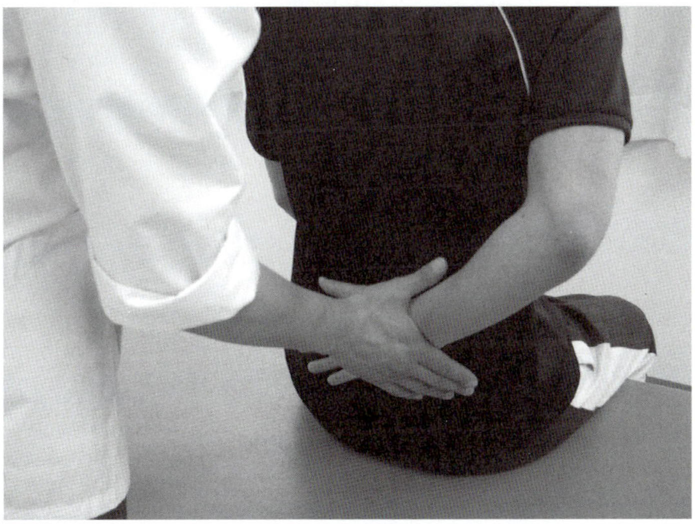

그림 23 어깨밑근 테스트(lift off 테스트)

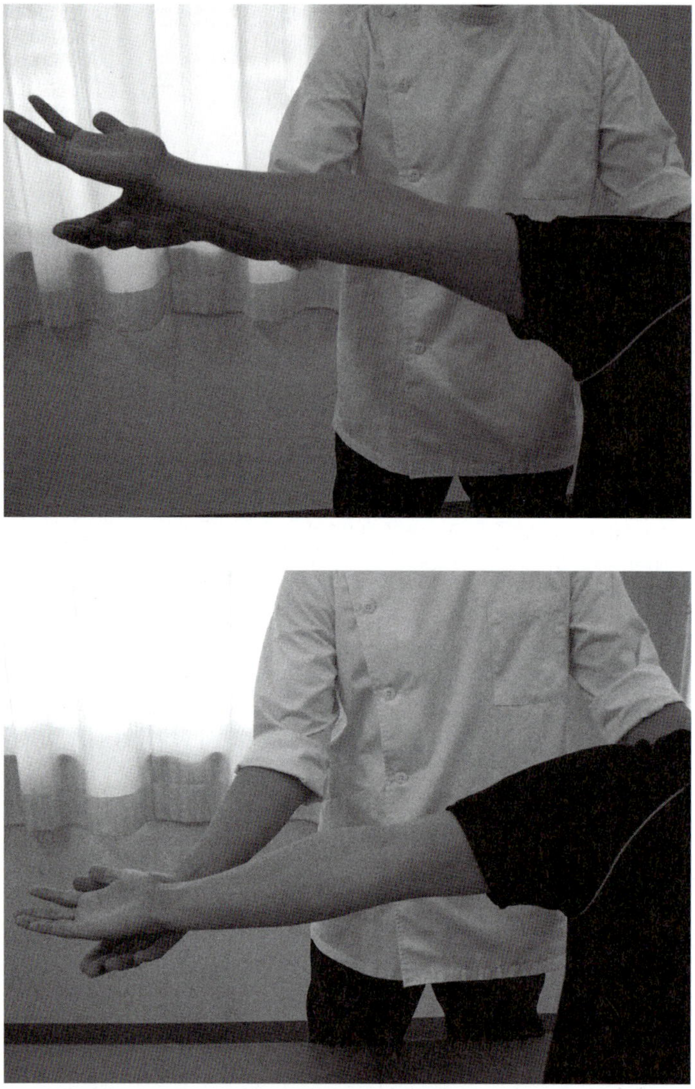

그림 24 Drop arm sign

4. Drop arm sign(그림 24)

테스트 방법: 가쪽으로 올린 팔을 서서히 내린다.

양 성: 벌림 90° 부근에서 팔을 유지할 수 없기 때문에 팔을 천천히 내리지 못한다(벌림 90° 이상은 어깨세모근의 움직임에 의해 가능하다).

의심되는 질환: 돌림근띠 파열이나 돌림근띠염 등

5. 요르가손(Yergason) 테스트(그림 25)

테스트 방법: 팔꿈관절을 90°로 굽힘하고, 아래팔 뒤침·어깨관절 가쪽 돌림할 때 검사자가 저항을 가한다.

양 성: 결절사이고랑에 통증이 나타난다.

의심되는 질환: 위팔두갈래근 긴갈래힘줄염 등

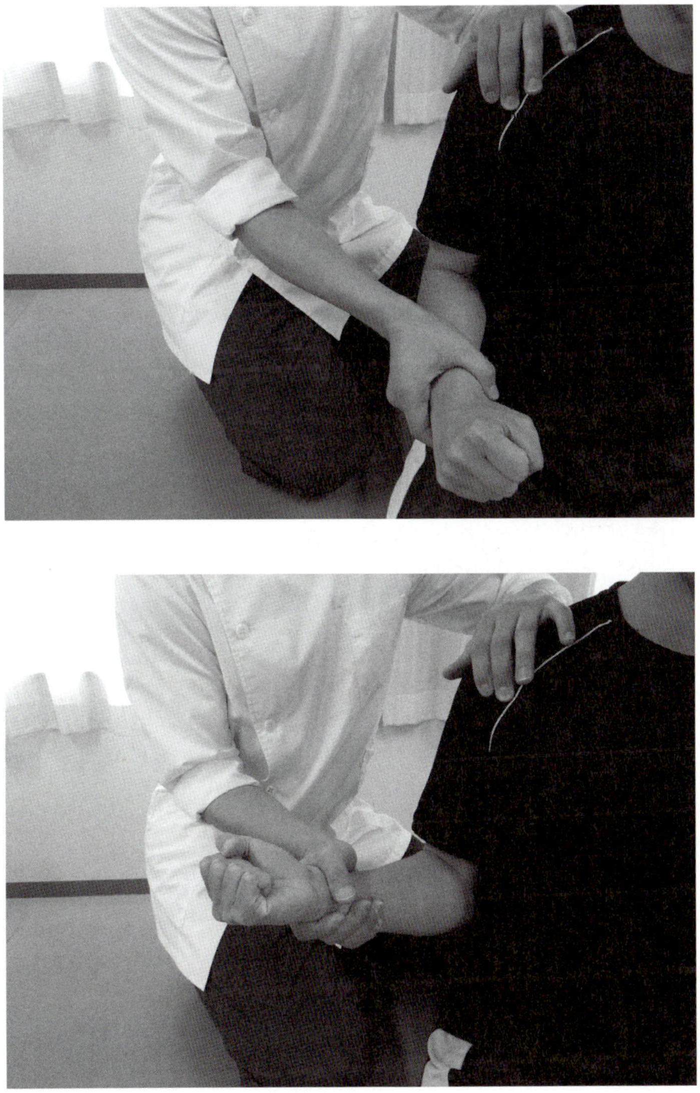

그림 25 Yergason 테스트

6. 스피드 테스트(그림 26)

테스트 방법: 팔꿉관절을 편 채로 아래팔을 뒤침하고 손바닥을 위로 향하게 한다. 검사자가 가하는 저항과 반대로 팔을 앞쪽으로 올린다.

양 성: 결절사이고랑에 통증이 출현한다.

의심되는 질환: 위팔두갈래근 긴갈래힘줄염 등

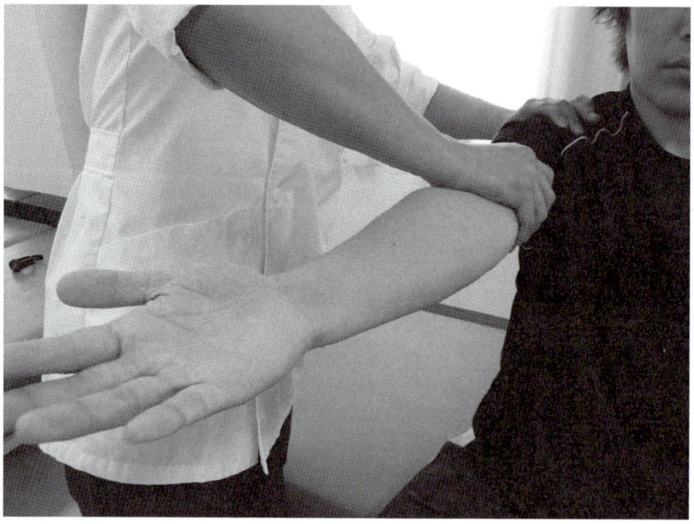

그림 26 스피드 테스트

7. 충돌 테스트(Neer 테스트)(그림 27)

테스트 방법: 어깨뼈를 고정하여 안쪽 돌림 한 어깨관절을 수동적으로 굽힘 시킨다.

양 성: 통증이 나타난다.

의심되는 질환: 큰결절과 봉우리의 충돌

8. 충돌 테스트(Hawkins–Kennedy 테스트)(그림 28)

테스트 방법: 어깨관절과 팔꿉관절을 90° 굽힘 자세에서 어깨관절을 수동적으로 안쪽 돌림 시킨다.

양 성: 통증이 나타난다.

의심되는 질환: 큰결절과 부리봉우리인대가 충돌할 때 가시위근 힘줄과 봉우리밑주머니가 강하게 눌린다

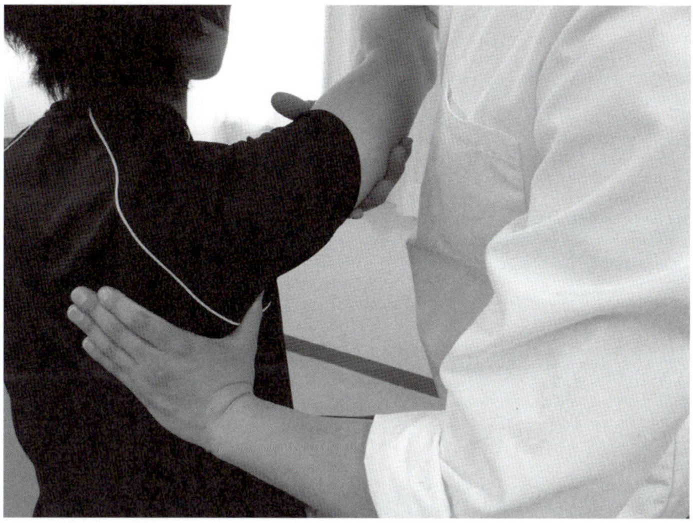

그림 27 충돌 테스트(Neer 테스트)

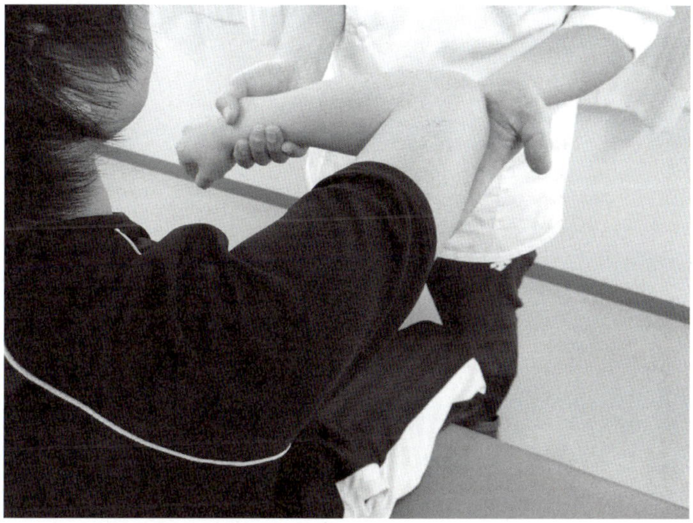

그림 28 충돌 테스트(Hawkins-Kennedy 테스트)

참고문헌

1. 日本リハビリテーション医学会：関節可動域表示ならびに測定法. リハビリテーション医学 1995 ; 32 (4) : 207-217
2. 赤羽根良和：肩関節拘縮の評価と運動療法. 運動と科学の出版社. 2014：234-

제4장

재활 치료와 홈 운동

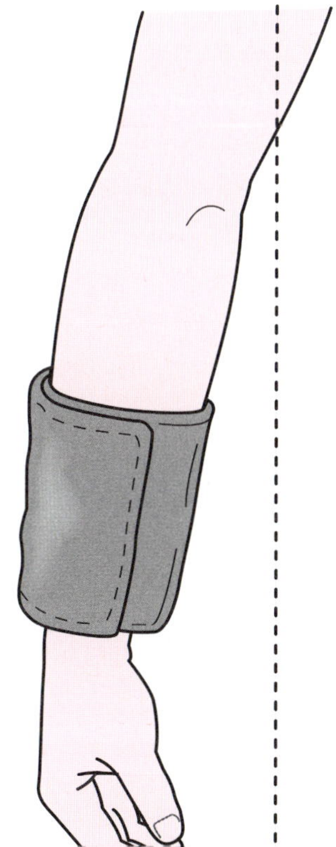

A. 급성기(통증기): freezing phase의 대처

1. 재활

이 시기의 포인트

갑자기 어깨에 통증이 나타나 팔을 올릴 수 없게 된다. 통증의 원인은 명확하지 않은 경우가 많고 어깨에 대한 작은 충격이 요인이 되는 경우도 있다. 어깨관절의 주위에 염증이 생기거나 어깨관절 공간 내압이 높아져 있을 수 있으므로 통증을 유발할 수 있는 수동운동에 의한 적극적인 관절 가동 범위 연습은 하지 않도록 한다. 또한 이 시기는 어깨관절의 안정이 필요한데 일상생활에서 지속적으로 안정을 취하는 것은 어렵다. 게다가, 어깨관절을 전혀 움직이지 않으면 근육의 신장성 저하, 관절 구축이 생기므로 적절한 운동 지도가 중요하다.

치료사는 문진이나 촉진을 통해 통증에 대해 충분히 평가(발병 형태, 통증 부위 · 정도 · 질)해야 한다(제3장 '평가' 참조). 현상을 잘 파악하는 것으로 적절한 운동 요법이 선택되고 효과적인 개선이 이루어진다. 또한 말을 거는 방법이나 촉진하는 방법에 따라 몇 주에서 몇 개월간, 환자가 통증을 느꼈던 어깨를 안심하고 맡길 수 있는지가 결정된다. 효과적인 개선을 얻기 위해서는 이 시기에 먼저 환자의 신뢰를 얻어야 한다.

- 통증이 강할 때는 어깨의 운동을 멈추고 안정을 취한다.
- 통증에 대한 평가를 충분하게 한다.
- 환자의 신뢰를 얻는다.

ⓐ 급성기 재활의 목적

통증에 대한 방어 반응에 의한 무의식적인 근육 수축을 억제한다(재활).

어깨관절의 관절 내압을 높이지 않도록 운동한다.

어깨관절 가동 범위, 어깨뼈의 가동성을 유지한다.

ⓑ 급성기 재활의 실제

1) 부드러운 진동에 의한 어깨관질 재활(그림 1)

어깨관절의 주위에는 무의식적으로 힘이 들어가 있는 경우가 많으므로 치료사에 의한 리드미컬하고 부드러운 진동으로 재활을 촉진한다. 환자가 어깨에 과도하게 신경을 쓸 경우 잡담 등으로 주의를 돌리

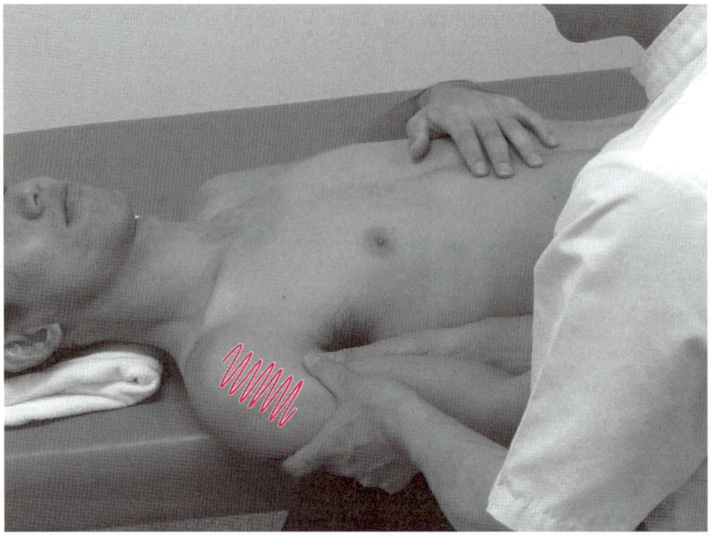

그림 1 어깨관절 재활
위팔을 치료사의 양손으로 쥐고 부드럽게 진동을 가한다.

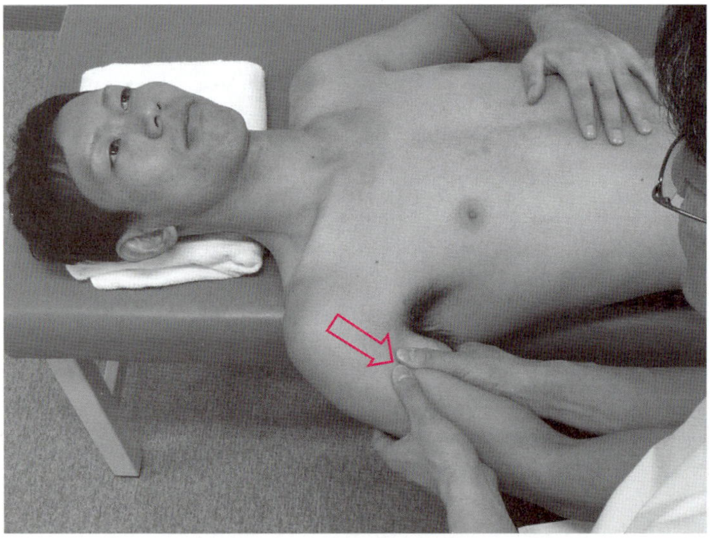

그림 2 어깨관절 견인
천천히 견인하여 10초간 유지하고 천천히 힘을 뺀다.

면서 어깨나 팔을 만지는 것도 하나의 방법이다.

2) 도수에 의한 지속적인 어깨관절 견인(그림 2)

어깨관절은 통증이 없는 범위에서 가쪽 돌림 자세로 둔다. 팔을 몸쪽에 붙인 자세에서 10초간 견인하여 약 5°씩 어깨관절을 벌림시킨다. 강한 통증이 나타나기 직전의 가동 범위까지 10초간 견인하여 5° 벌림하는 것을 반복한다.

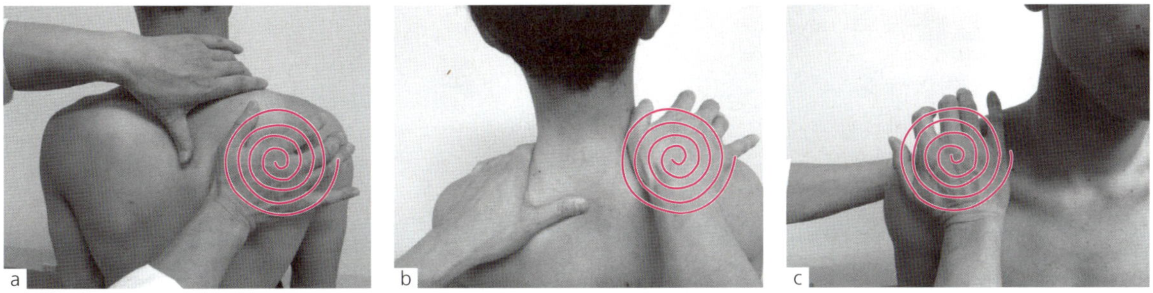

그림 3 소프트 마사지
a: 가시아래근에 마사지, b: 가시위근에 마사지, c: 부리돌기 주변에 마사지

3) 소프트 마사지(그림 3)

가시위근, 가시아래근, 작은원근, 큰원근, 넓은등근, 마름근, 어깨올림근, 위팔두갈래근 등의 힘살, 힘줄, 관절주머니, 연부조직에 대해서 부드럽게 마사지한다. 동시에 압통 부위나 압통의 정도에 대해 평가한다. 마사지는 근육 전체에 대해서 하며, 근육 섬유의 가로면 방향으로 강한 힘을 주어서는 안 된다. 또한 목적으로 하는 근육뿐만 아니라 그 주변에 대해서 마사지를 하면 보다 효과적인 재활이 될 수 있다.

2. 홈 운동(home exercise)

이 시기의 포인트

팔을 움직이면 격한 통증이 일어나기 때문에 무의식적으로 환부 쪽 어깨 주위에 방어적인 힘이 들어간 상태이다. 통증의 종류는 갑작스럽게, 찌르는 듯한 통증이 많고 통증 후에는 잠시 여운이 남는다. 통증이 생기는 운동 범위는 거의 정해져 있으며 그 외 운동 범위로는 통증이 나타나지 않는다. 증상의 강도에 따라 다르지만 야간에는 동작에 의해 통증이 발생하기 때문에 숙면을 취하기 어렵다.

이 때문에 팔이나 어깨를 잘 움직이지 않게 되는데, 이렇게 되면 통증이 경감한 후에 관절의 움직임이 제한되어 버린다. 최소한 통증이 일어나지 않는 운동 범위에서 저항 없이 움직여 주어야 한다. 또한 운동을 할 때는 반동 없이 천천히 하는 것도 중요하다.

- 통증이 있는 운동 범위에서는 움직이지 말고, 통증이 없는 모든 범위에서 움직인다.
- 저항이 없는 운동을 지속한다.
- 모든 운동은 반동 없이 천천히 한다.

ⓐ 급성기 홈 운동의 목적

- 건강한 쪽 · 환부 쪽 모두 어깨 주위의 힘을 빼도록 도와준다.
- 통증이 나타나는 빈도를 줄인다.
- 관절 가동 범위를 유지한다.

ⓑ 급성기 홈 운동의 실제

1) 건강한 쪽에서 환부 쪽 어깨를 견인하는 운동

① 앞쪽으로 견인(그림 4-a)

의자에 앉아 환부 쪽 손목을 건강한 쪽 손으로 잡고 천천히 견인한다. 환부 쪽의 어깨는 힘을 최대한 뺀다. 당기는 힘을 조금씩 강하게, 견인한다. 더 이상 견인할 수 없게 된 상태를 10초간 유지한다. 그 후, 천천히 힘을 빼고, 급격하게 당기지 않도록 주의한다.

② 아래쪽·안쪽으로 견인(그림 4-b, 그림 4-c)

앞쪽으로 견인할 때와 같은 점을 주의하면서 표시된 방향으로 견인한다.

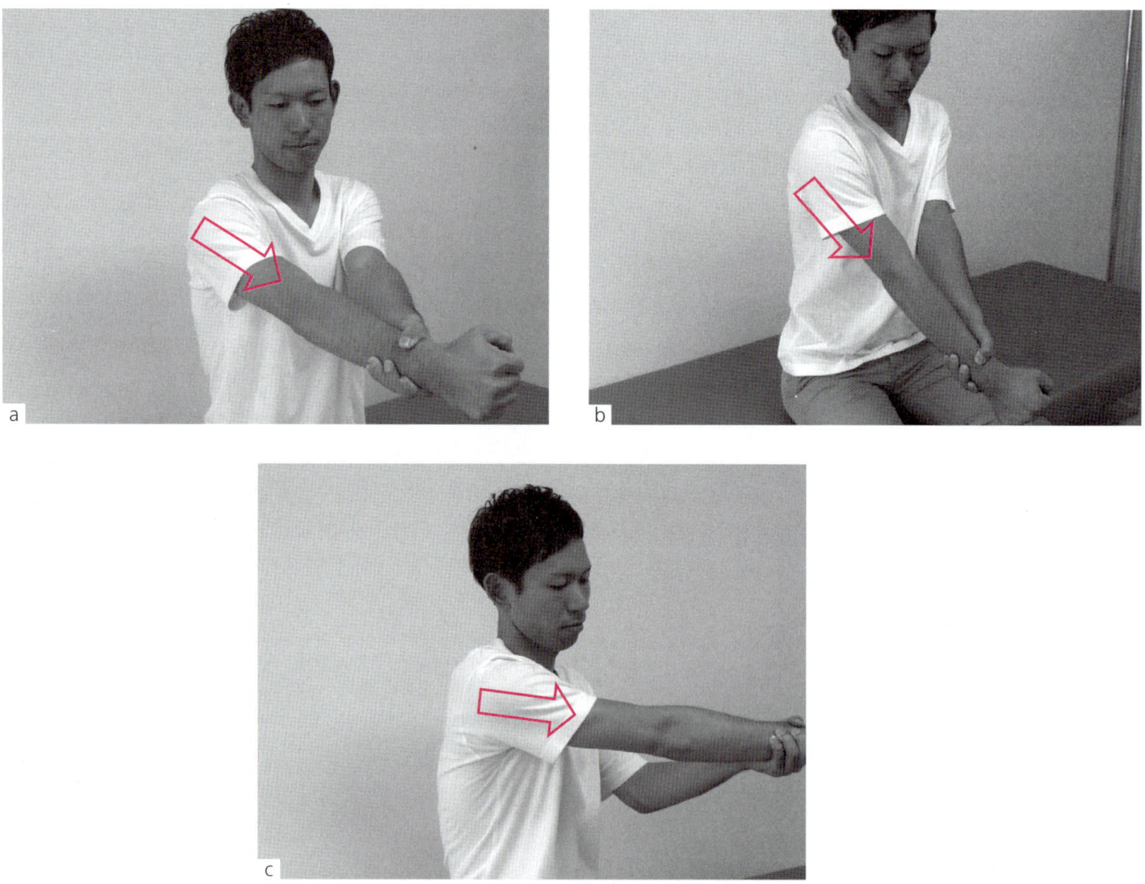

그림 4 어깨관절 견인

a: 앞쪽으로의 견인 b: 아래쪽으로의 견인 c: 안쪽으로의 견인

2) 어깨 주위의 힘을 빼는 운동(그림 5, 그림 6)

무의식적으로 주는 힘으로, 환자도 어깨에 힘이 들어가는 것을 자각하지 못하므로 이에 주의한다. 또한 환부 쪽이 움직이기 어려운 것을 돕기 위해 건강한 쪽의 팔로 잡아 당겨 버리는 경우도 있다. 이 때문에 건강한 쪽 어깨에도 자연스럽게 힘이 들어가 강하게 긴장되어 있는 모습을 볼 수 있다.

이럴 때에는 먼저 충분히 근육 수축을 일으켜 힘이 들어가 있는 근육을 의식하게 한다. 그런 후 천천히 힘을 빼는데, 아직 힘이 들어가 있는데도 불구하고 더 이상 힘을 빼는 것이 불가능하다고 하는 경우도 적지 않다. 하지만 좌우의 어깨 높이도 다를 뿐만 아니라 힘이 들어간 어깨는 올라간 상태이다. 자세 거울 등으로 보면서 힘을 넣거나 빼는 동작을 반복하여 힘을 빼는 느낌을 학습한다.

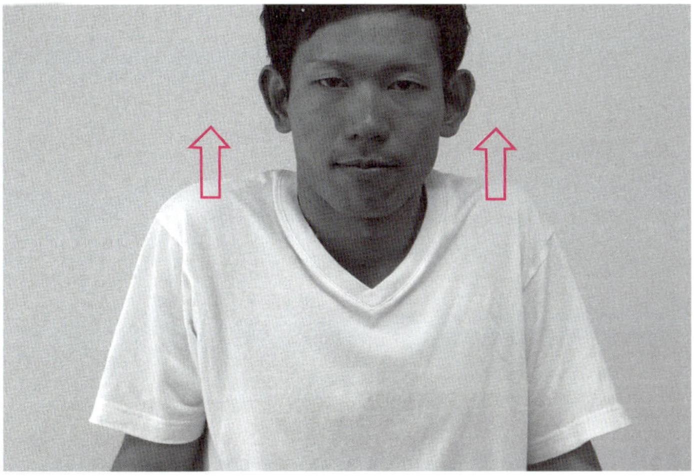

그림 5 어깨뼈의 올림 운동
어깨 끝을 귀에 붙이고 10초간 유지한다. 충분하게 어깨에 힘을 준 후에 어깨에 힘을 뺀다.

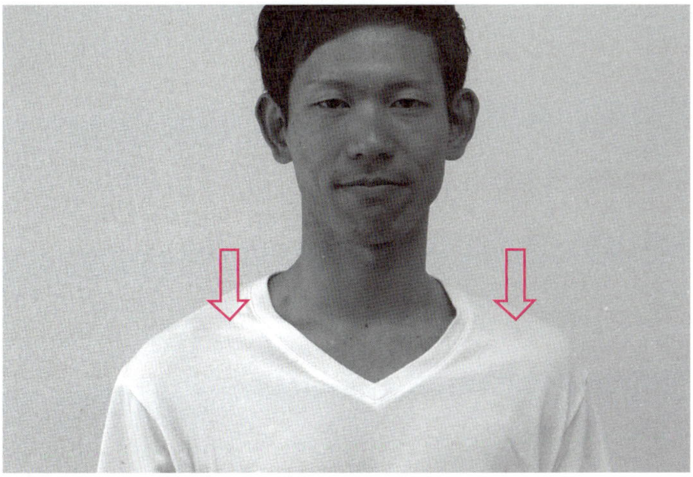

그림 6 어깨뼈의 내림 운동
급격하게 어깨를 내리면 폄 반사가 일어나, 이완되어 있는 근육이 수축되어 버리므로 5초 정도에 걸쳐 천천히 내린다.

3) 어깨뼈의 가동 연습

필요 이상으로 힘을 넣지 않고 어깨뼈의 모음, 벌림 운동을 한다.

① 어깨뼈의 모음 운동(그림 7)

어깨뼈를 척주에 가깝게 만든다. 어깨를 뒤로 당겨 운동을 하면 요통의 원인 중 하나인 '허리뼈의 앞기울임'이 증강된다. 그러나 의자에 깊숙히 걸터앉아 등받이에 등을 고정함으로써 허리뼈의 앞기울임이 증강되는 것을 방지할 수 있다.

② 어깨뼈의 벌림 운동(그림 8)

어깨를 앞으로 내미는 운동을 할 때에는 굽은 등이 되지 않도록 주의한다.

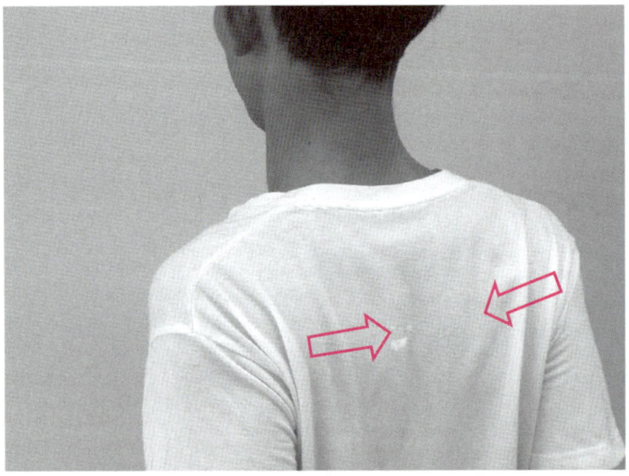

그림 7 어깨뼈의 모음 운동

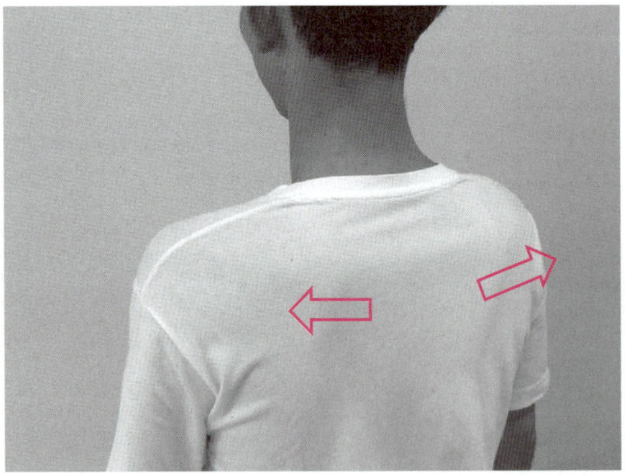

그림 8 어깨뼈의 벌림 운동

4) 어깨에 걸린 부하를 제거한 자세(바로누운자세)에서의 어깨관절 운동

① 어깨관절: 모음 · 벌림 운동(그림 9)

바로누운자세(supine)에서 양쪽 손바닥을 위로 보게 한 후, 팔꿈치를 편 채로 통증이 없는 범위에서 팔을 신체에서 떨어뜨린다. 이 자세를 10초간 유지하고 팔을 원래의 위치로 되돌린다. 한쪽 팔만 이 동작을 하면 보상 운동에 의해 척주가 가쪽으로 휘어버리므로 양쪽 팔을 동시에 벌려야 한다.

② 제1 자세에서의 어깨관절: 안쪽 돌림 · 가쪽 돌림 운동(그림 10)

바로누운자세에서 겨드랑이를 오므리고 팔꿈치를 직각으로 굽힌다. 그리고 겨드랑이를 닫은 채로 천천히 팔을 안쪽, 가쪽으로 내린다. 10초를 세고 원래의 위치로 돌아온다. 팔은 바닥에 닿지 않아도 되므로 어깨에 통증이 생기지 않는 범위에서 운동한다.

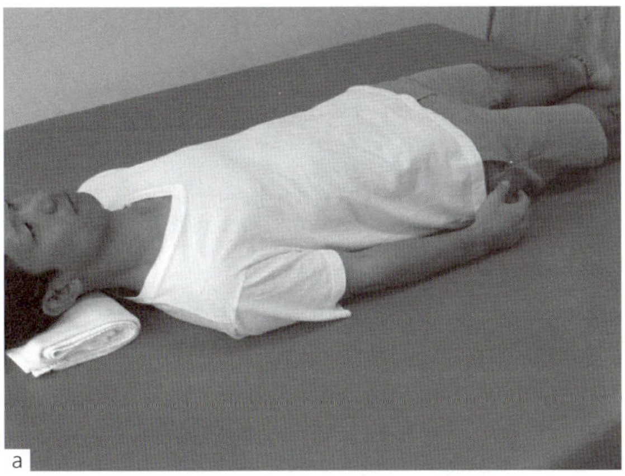
a

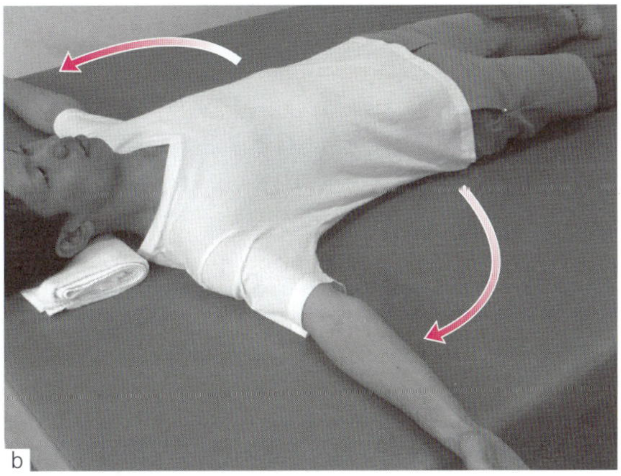
b

그림 9 어깨관절의 모음 · 벌림
a: 팔을 몸쪽에 붙임, b: 옆으로 벌리고 10초간 유지

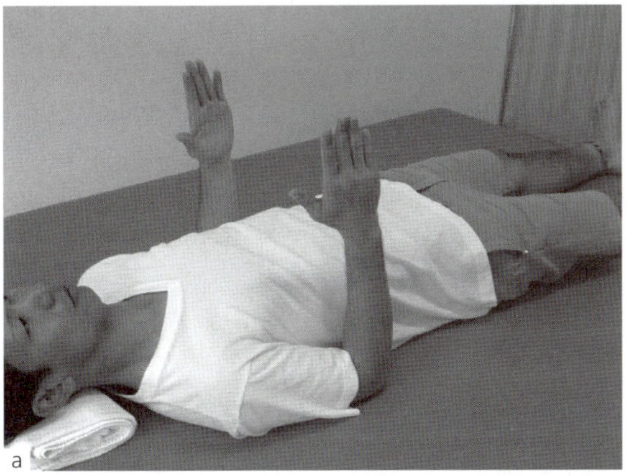
a

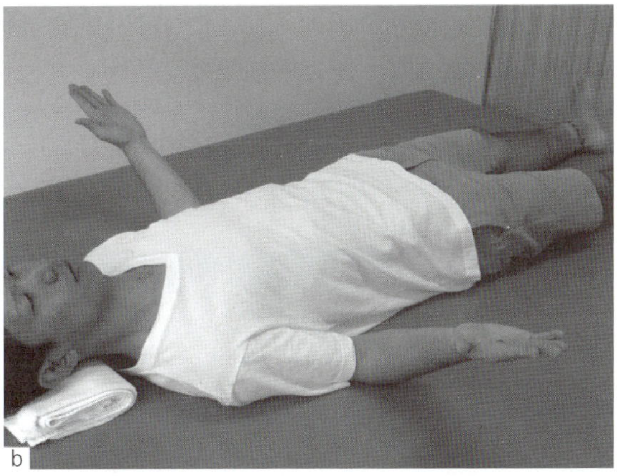
b

그림 10 어깨관절의 안쪽 돌림 · 가쪽 돌림(제1 자세)
a: 겨드랑이를 오므린 채로 팔꿈치를 직각으로 굽힘, b: 겨드랑이를 벌리지 않은 채로 팔을 천천히 가쪽으로 내림

③ 제2 자세에서의 어깨관절: 안쪽 돌림 · 가쪽 돌림 운동(그림 11)

바로누운자세에서 바로 옆으로 팔을 벌리고, 팔꿈치를 직각으로 굽힌다. 한쪽 팔은 아래로 내려 어깨관절을 안쪽 돌림 시키고, 다른 쪽은 위로 올려 어깨관절을 가쪽 돌림 시킨다. 팔을 좌우 교차하여 천천히 위아래로 움직인다.

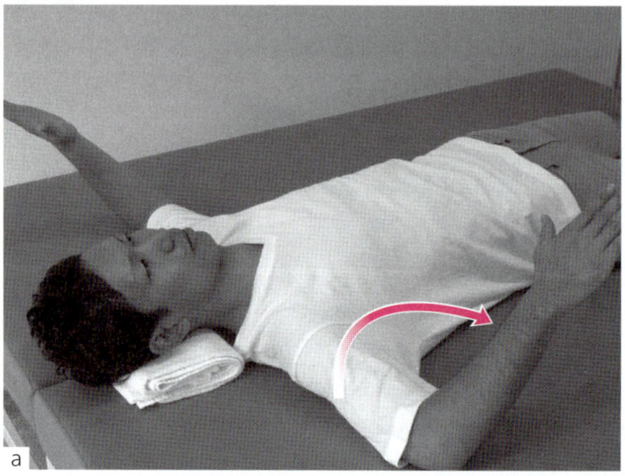

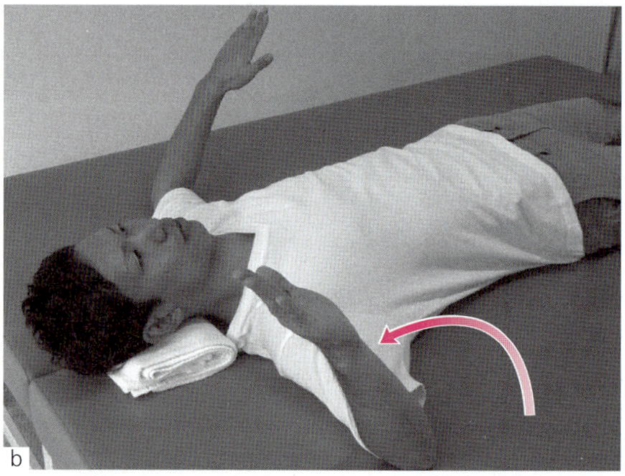

그림 11 어깨관절의 안쪽 돌림 · 가쪽 돌림(제2 자세))

a: 오른쪽 어깨관절 안쪽 돌림 운동: 이 시기는 아직 중추 등을 가지고 저항을 걸 필요는 없다. b: 오른쪽 어깨관절 가쪽 돌림 운동: 양쪽 팔을 동시에 올려 어깨관절을 가쪽 돌림 시키면 보상운동으로 가슴우리가 들리기 때문에 좌우 팔을 번갈아 올린다.

5) 어깨의 진자 운동

앞으로 기운 몸을 앞뒤로 움직여 힘을 뺀 팔을 진자처럼 흔든다. 건강한 쪽의 팔로 책상 등을 붙잡고 다리를 앞뒤로 살짝 벌린 후 몸통을 앞뒤·좌우로 움직여 팔을 흔든다.

처음에는 이 동작을 중추 없이 하고, 능숙해져 어깨의 힘을 빼게 되면 0.5kg~1kg의 중추를 사용한다(그림 12). 이 운동은 관절 가동 범위가 그다지 크지 않고 비교적 부드러운 운동이므로 급성기에 알맞다.

① 앞뒤로 팔을 흔든다(그림 13)

앞뒤로 10초간 팔을 흔든다. 어깨 힘으로 팔을 흔드는 것이 아니라 몸을 앞뒤로 흔들면 자연스럽게 팔이 앞뒤로 움직인다. 이때도 마찬가지로 어깨 힘을 빼는 것이 중요하다. 벨크로(찍찍이)로 고정할 수 있는 중추를 손목에 감으면 적절한 견인력을 얻을 수 있다.

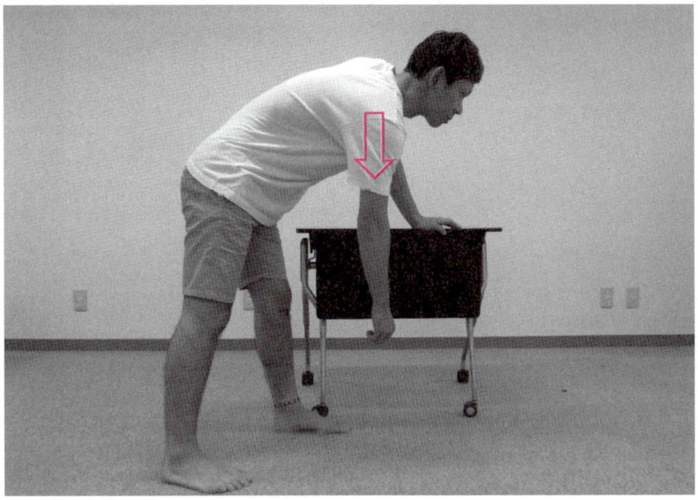

그림 12 어깨의 진자 운동(힘을 빼고 팔을 내림)

처음에는 중추 없이, 팔을 내리기만 한다. 팔의 무게로 어깨관절이 견인되기 때문에 통증은 거의 일어나지 않는다. 이 때 어깨의 힘을 빼는 것이 중요하다.

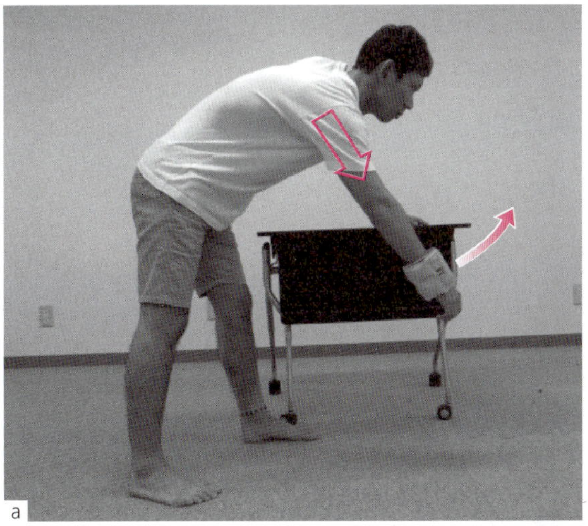

a

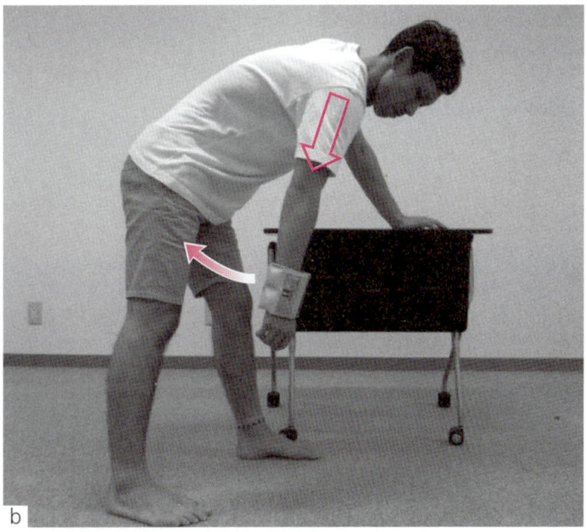

b

그림 13 어깨의 진자 운동(앞뒤로 팔을 흔듦)

a: 앞쪽으로 흔든다, b: 뒤쪽으로 흔든다.

② 좌우로 팔을 흔든다(그림 14)

앞쪽으로 숙인 몸을 좌우로 가볍게 움직여 팔을 자연스럽게 움직일 수 있다. 좌우로 10초간 흔든다.

③ 원을 그리듯이 팔을 흔든다(그림 15)

다리미나 주전자를 손에 들고 하는 것도 가능한데 손으로 물건을 집는 것으로 인하여 어깨에 힘이 들어가기 때문에 주의해야 한다. 비닐 봉투에 500mL의 PET병을 넣어 이것을 손목에 걸고 중추로 대용하는 것도 가능하다.

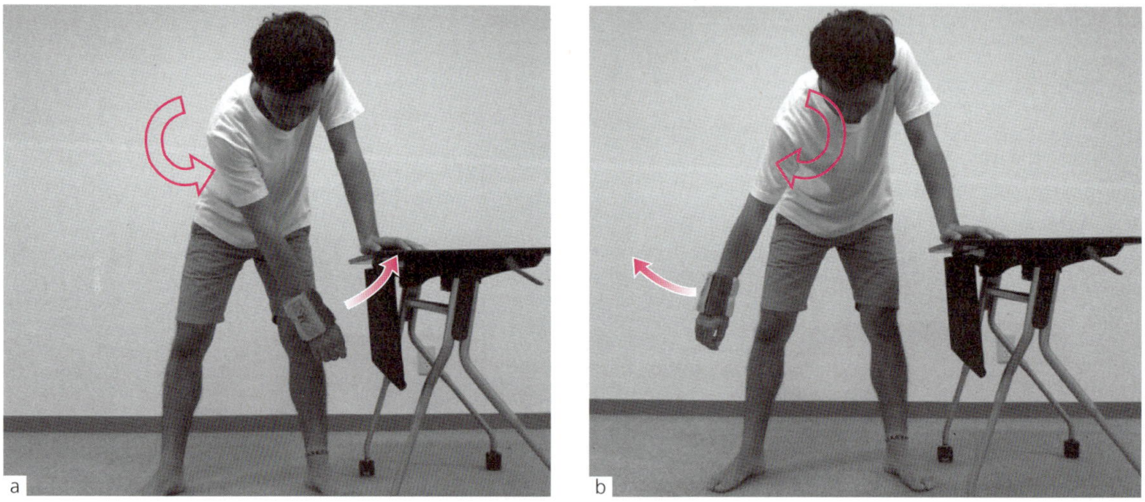

그림 14 어깨의 진자 운동(좌우로 팔을 흔듦)
a: 오른쪽으로 흔든다, b: 왼쪽으로 흔든다.

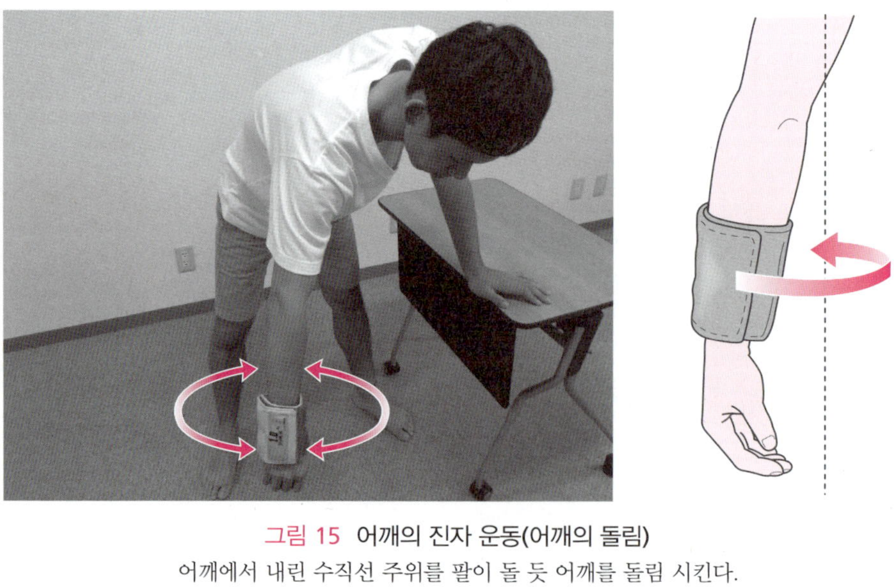

그림 15 어깨의 진자 운동(어깨의 돌림)
어깨에서 내린 수직선 주위를 팔이 돌 듯 어깨를 돌림 시킨다.

B. 만성기(구축기): frozen phase의 대처

1. 재활

이 시기의 포인트

자발 통증이나 야간 통증 등과 같은 어깨관절 자체의 통증은 서서히 경감하고 관절 가동 범위 제한이 주체가 된다. 이 관절 가동 범위 제한의 원인은 과도한 안정이나 관절 운동의 부족에 의한 어깨관절 주위 연부조직의 유착, 신장성의 저하에 의한 것이라고 생각된다. 통증은 경감하여도 어깨의 정렬(alignment)이 무너져, 운동 방법에 따라 어깨 주위에 통증이 생긴다.

어깨의 통증이나 관절 가동 범위 저하가 생기는 경우에 넓은등근(골반, 척주와 위팔뼈에 이는곳·닿는곳을 가짐)의 신장성 저하가 나타나는 경우도 있다. 게다가 다리 근육인 hamstring의 단축이 골반의 자유로운 움직임을 방해하여 어깨의 가동 범위에 영향을 미치기도 한다.

물리치료 등을 병용하여 어깨관절을 따뜻하게 하면서 관절 가동 범위 연습을 하면 통증이 경감되고 가동 범위 확대에 큰 효과를 볼 수 있다.

- 어깨관절 그 자체의 통증은 경감하지만 움직이는 방법에 따라 어깨 주위의 통증이 발생한다.
- 어깨관절 주위 근육 이외의 몸통 근육이나 다리 근육에도 유연성 저하가 나타날 수 있다.

ⓐ 만성기 재활의 목적

- 어깨의 정렬(alignment)을 조정한다.
- 어깨관절의 관절 가동 범위를 확대한다.
- 근력의 유지, 향상
- 전신의 유연성을 높인다.

ⓑ 만성기 재활의 실제

1) 어깨의 정렬 조정

어깨관절이 최대 가동 범위에서 유지하여 '위에서 1, 2, 3 아래에서 1, 2, 3' 처럼 반대 방향의 등척성 수축을 3초씩 번갈아 한다. 최대 근력으로 할 필요는 없다. 근육 활동의 전환이 원활하게 이루어질 때까지 반복한다. 환자는 치료사(therapist)의 힘에 저항하여 화살표 방향으로 힘을 준다(그림 16~18).

정렬이 무너진 원인은 어깨 주위 근육의 활동이 불균형이 된 경우가 많아, '힘을 넣고' '힘을 빼는' 전환 운동을 적절한 타이밍에서 할 수 있도록 연습을 한다.

손바닥과 손바닥, 손등과 손등을 맞추고, 환자에 힘에 맞게 저항을 가감하여 등척성 수축이 되도록 한다. 힘을 줄 때와 뺄 때는 천천히 하고 절대로 급하게 움직여서는 안 된다.

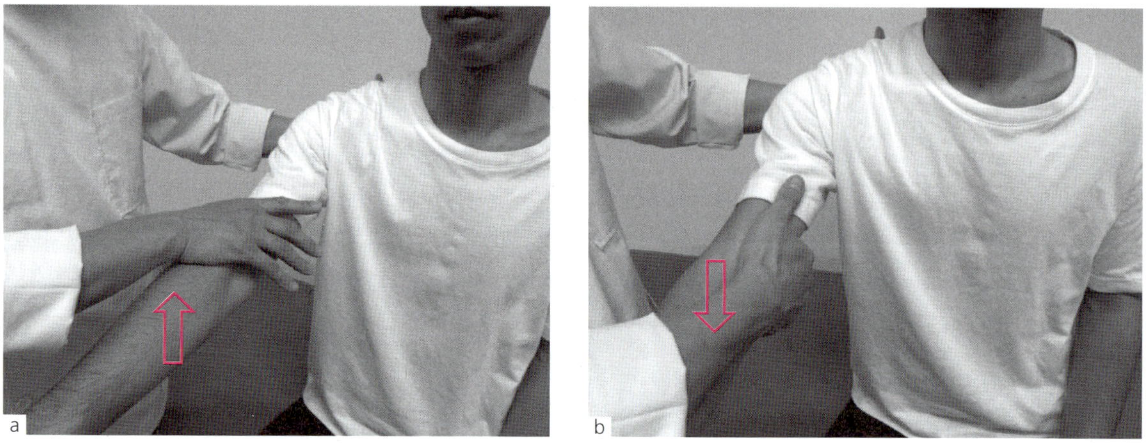

그림 16 등척성 수축에 의한 어깨의 정렬 조정(어깨관절 굽힘 · 폄 방향)
a: 위쪽으로의 등척성 수축, b: 아래쪽으로의 등척성 수축 a와 b를 적절한 타이밍에서 전환하는 운동을 반복한다.

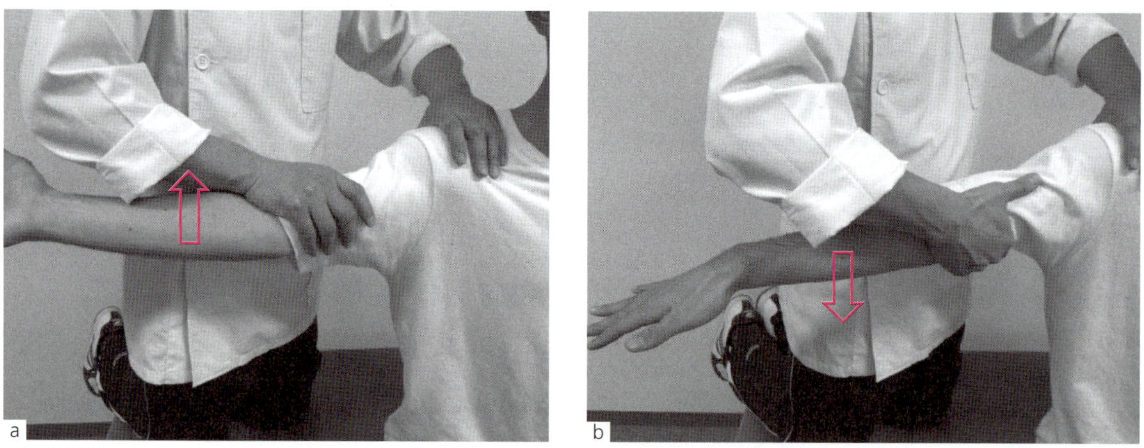

그림 17 등척성 수축에 의한 어깨의 정렬 조정(어깨관절 벌림 · 모음 방향)
a: 위쪽으로의 등척성 수축, b: 아래쪽으로의 등척성 수축 a와 b를 적절한 타이밍에서 전환하는 운동을 반복한다.

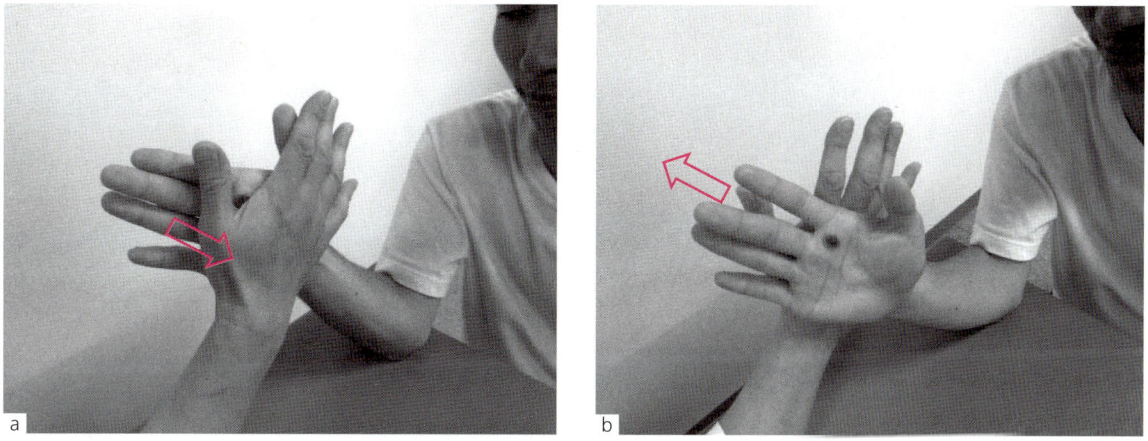

그림 18 등척성 수축에 따른 어깨의 정렬 조정(어깨관절 안쪽 돌림 · 가쪽 돌림 방향)
a: 어깨관절 안쪽 돌림의 등척성 수축, b: 어깨관절 가쪽 돌림의 등척성 수축 a와 b를 적절한 타이밍에서 전환하는 운동을 반복

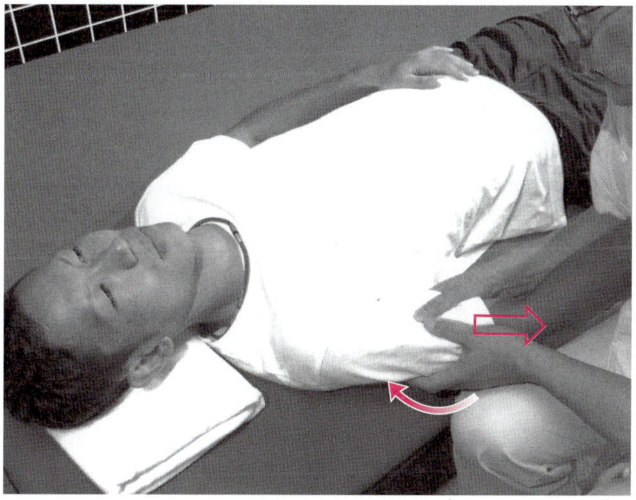

그림 19 견인하면서 어깨관절 가동 범위 연습(벌림)

2) 도수에 의한 어깨관절 가동 범위 연습

① 견인하면서 가동 범위 연습(그림 19)

치료사는 어깨관절을 위팔뼈의 긴쪽 방향으로 견인하면서 능동보조운동으로 천천히 가동 범위를 넓혀 간다. 어깨관절 굽힘 또는 벌림 방향으로 진행한다.

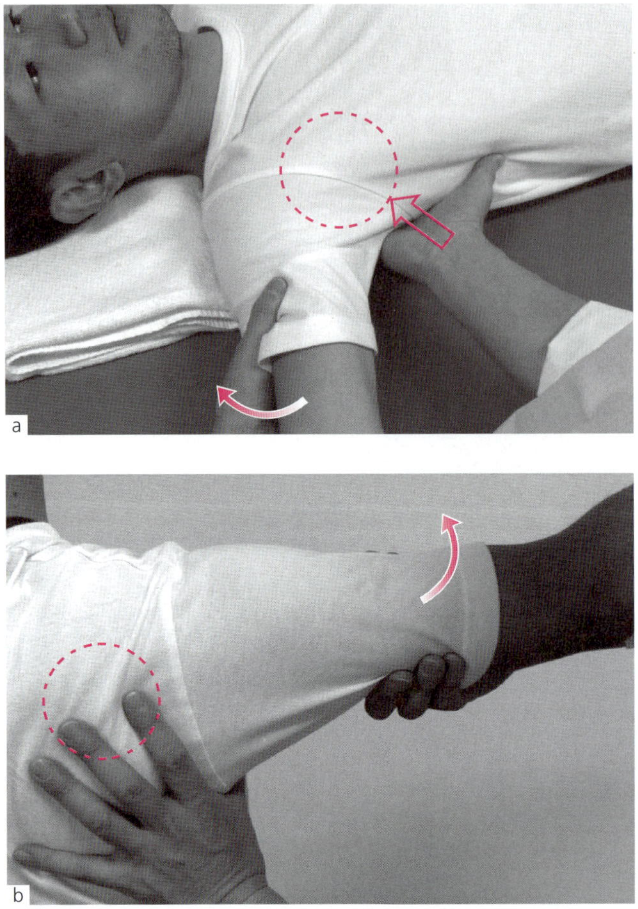

그림 20 어깨관절 고정에 의한 가동 범위 연습(벌림)
a: 바로누운자세에서의 어깨관절 고정, b: 앉은자세에서 뒤쪽으로의 어깨뼈 고정

② 치료사가 어깨뼈를 고정하여 어깨관절 능동보조운동(그림 20)

어깨위팔관절에 가동 범위 제한이 있으면 어깨위팔리듬의 흐트러짐이 생기고 위팔의 운동에 대해 위팔뼈가 조기에 움직이기 시작한다. 치료사는 어깨뼈를 고정하여 어깨관절을 운동시킨다.

3) 도르래(pulley)에 의한 어깨 운동(그림 21)

능동보조운동으로 천천히 가동 범위를 넓혀 간다. 통증이 나타나기 직전에 멈추어 그 자세에서 5초간 유지한다. 또한 팔을 올릴 때는 몸통을 젖히지 않도록 주의한다.

4) 근력 강화

통증이 출현하기 직전의 가동 범위에서 멈추고 통증이 출현하는 방향과 반대 방향으로의 등척성 수축을, 중등도의 저항에 대하여 5초간 한다. 조금씩 통증이 있는 방향으로 가동범위를 넓혀가면서 반복한다. 운동은 등척성 수축을 하며, 치료사는 환자의 힘에 대한 저항을 건다. 힘을 줄 때와 뺄 때는 천천히 하고 절대로 급하게 움직여서는 안 된다.

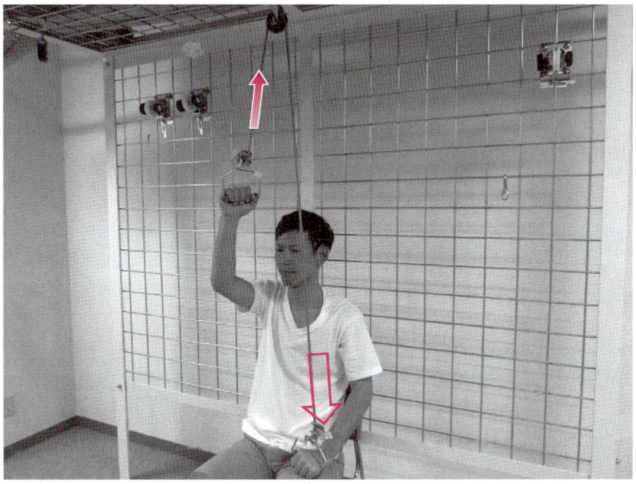

그림 21 어깨관절 고정에 의한 가동 범위 연습(굽힘)

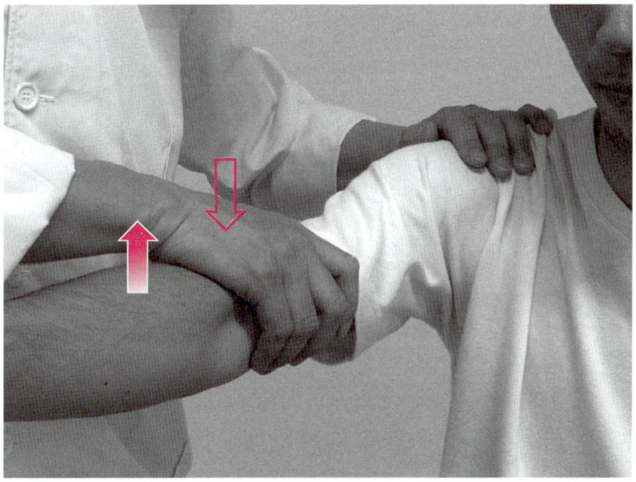

그림 22 어깨관절 굽힘의 등척성 수축

① 어깨관절 굽힘 근력 강화(그림 22)

보상운동에 의해 몸통의 가쪽 굽힘, 허리뼈의 아래팔 증강 등이 일어나지 않도록 주의하여 운동한다.

② 양쪽 어깨관절 벌림 근력 강화(그림 23)

손바닥은 위로 향하게(어깨관절 가쪽 돌림 자세) 한다. 보상운동에 의해 몸통의 가쪽 굽힘이 일어나지 않도록 좌우 동시에 운동한다.

③ 어깨관절 가쪽 돌림 근력 강화(그림 24)

치료사가 저항을 많이 가하지 않도록 치료사의 손등과 환자의 손등을 맞추어 저항을 가한다.

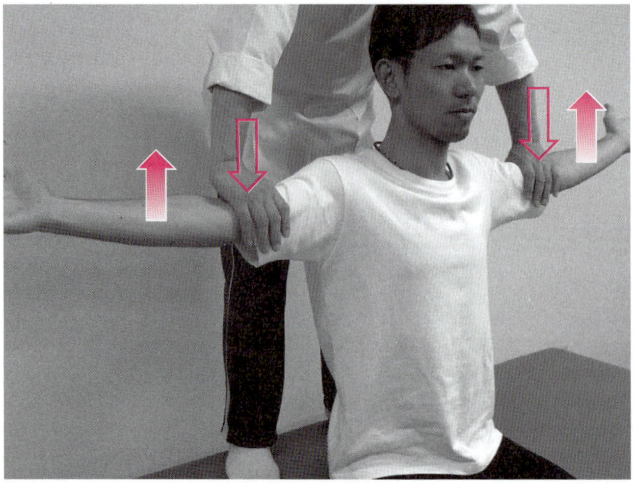

그림 23 어깨관절 벌림의 등척성 수축

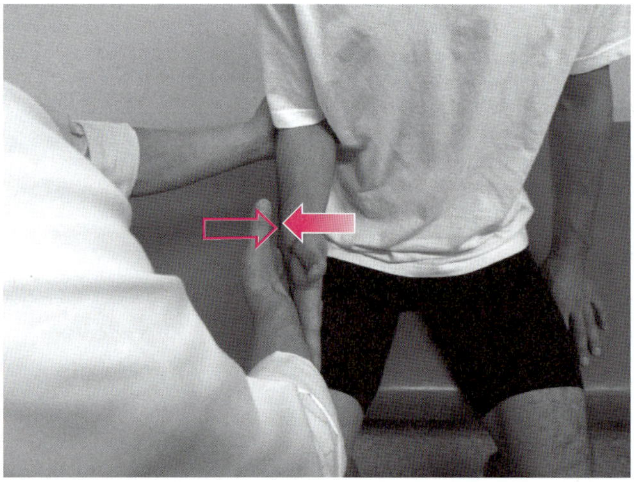

그림 24 어깨관절 가쪽 돌림의 등척성 수축

5) 볼기근, hamstring의 스트레칭(그림 25)

어깨의 운동만으로 어깨의 통증이 개선되지 않는 경우도 있다. 그것은 전신의 유연성이 어깨의 움직임을 방해하기 때문이다. 이러한 경우 볼기근이나 햄스트링(hamstring)의 스트레칭을 해야 한다.

바로누운자세에서 무릎을 편 채로 한쪽 다리를 한계까지 올린다. 치료사의 어깨를 환자의 종아리로 강하게 누르고 등척성 수축을 10초간 유지한다. 그 후 힘을 빼고 다리를 약간 올린다. 올린 자세에서 마찬가지로 10초간 등척성 수축을 유지하며, 힘을 빼고 다리를 더욱 올린다. 이것을 3회 정도 반복한다.

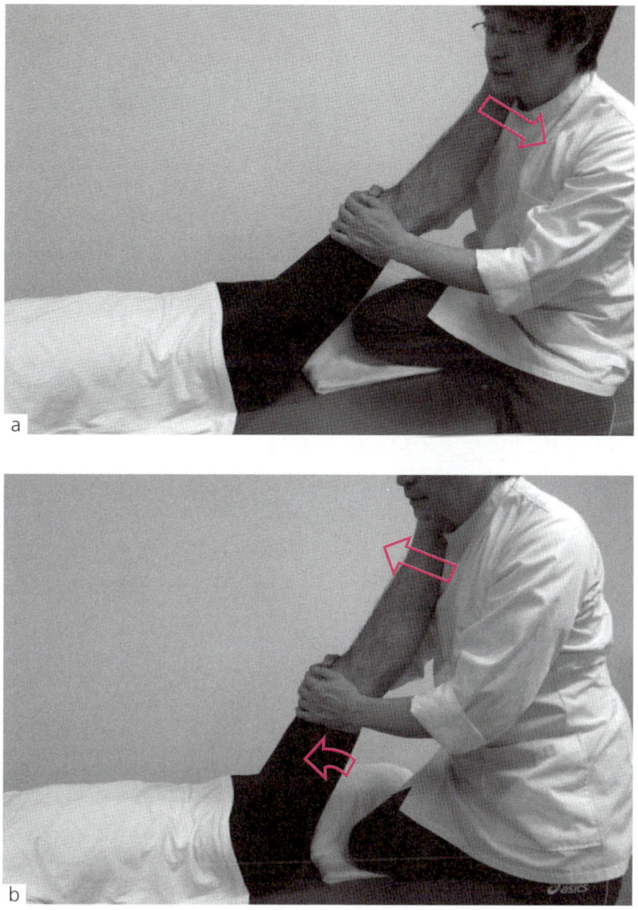

그림 25 볼기근, 햄스트링의 스트레칭
a: 다리를 올려 등척성 수축, b: 힘을 빼고 다리를 올린다.

초보 치료사에게 조언

스트레칭의 효과

햄스트링(hamstring)의 스트레칭에 의해 즉각적으로 손가락과 바닥의 거리(finger-floor distance, FFD)가 향상되는 것을 경험하지만, 다음날에는 다시 원래대로 돌아가버린다. 스트레칭의 효과가 오래 지속되지 않는 것은 왜 일까.

관절에는 굽히는 근육과 펴는 근육과 같이 근육이 짝을 이루고 있으며, 주동작근과 길항근이라고 불린다. 그리고 이 주동작근과 길항근은 균형 있게 긴장하고 있다. 한쪽의 긴장을 이완시켜도 다른 쪽의 긴장이 높은 상태이기 때문에 다음날에는 긴장이 높은 근육에 의해 원래대로 돌아온다.

이를 방지하기 위하여 주동작근과 길항근의 양쪽을 모두 스트레칭을 한다. 그리고 긴장이 낮은 곳으로 재설정 될 때까지 어느 정도의 기간은 계속해서 스트레칭을 해야 한다.

2. 홈 운동(home exercise)

이 시기의 포인트

가동 범위 운동이나 스트레칭은 어깨나 팔의 통증 부위만을 집중적으로 하기 쉽지만, 가능한 모든 범위에서 움직일 수 있도록 주의한다. 또한 운동이나 스트레칭은 급격한 반동을 주지 않고 천천히 해야 한다. 통증이 있는 관절 가동 범위는 강하게 움직이지 말고 운동에 의한 통증이 생기지 않도록 관절 가동 범위는 아주 가벼운 저항 운동을 지속한다.

- 가능한 모든 범위에서 어깨관절을 움직일 수 있도록 한다.
- 운동이나 스트레칭은 급격한 반동을 주지 않고 천천히 해야 한다.
- 통증이 있는 관절 가동 범위는 아주 가벼운 저항 운동을 지속한다.

ⓐ 만성기(구축기) 홈 운동의 목적

- 어깨관절 가동 범위의 유지, 확대
- 근력의 유지, 증강

ⓑ 만성기(구축기) 홈 운동의 실제

1) 어깨뼈의 가동성 확대(그림 26)

환부 쪽 어깨관절을 수평 모음한 후 양쪽을 동시에 어깨관절 수평 벌림한다. 이에 따라 어깨뼈는 벌림, 모음하게 된다. 운동은 천천히 하도록 한다.

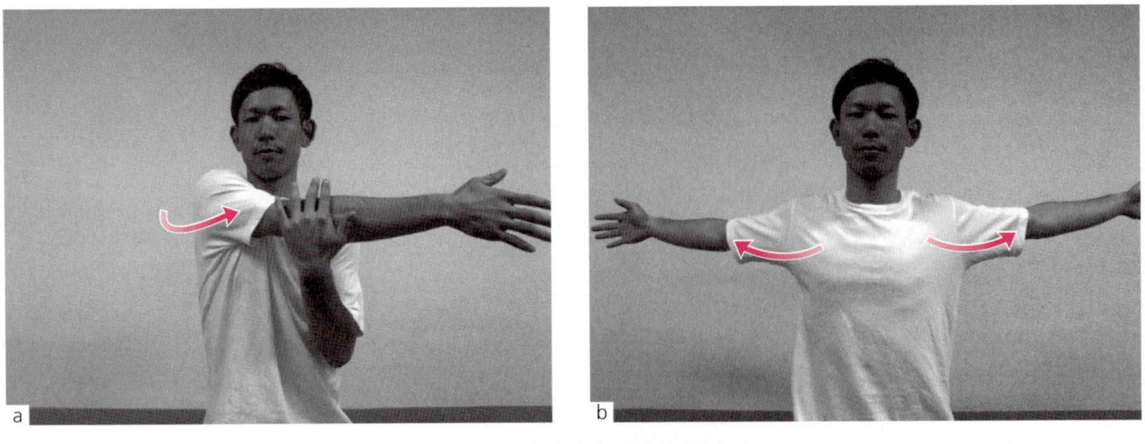

그림 26 어깨뼈의 가동성 확대
a: 어깨관절 수평 모음과 어깨뼈 벌림, b: 어깨관절 수평 벌림과 어깨뼈 모음

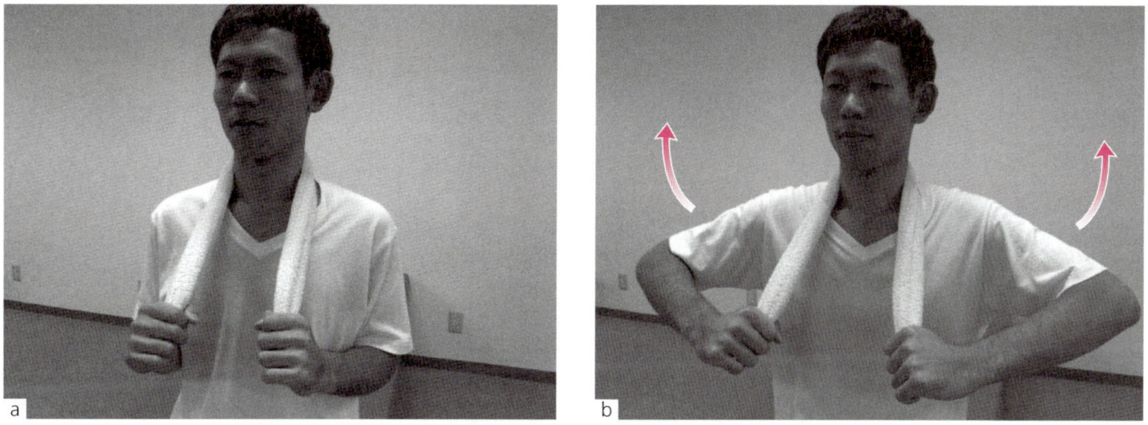

그림 27 수건을 이용한 어깨관절 운동 ①
a: 어깨관절 모음, b: 어깨관절 벌림

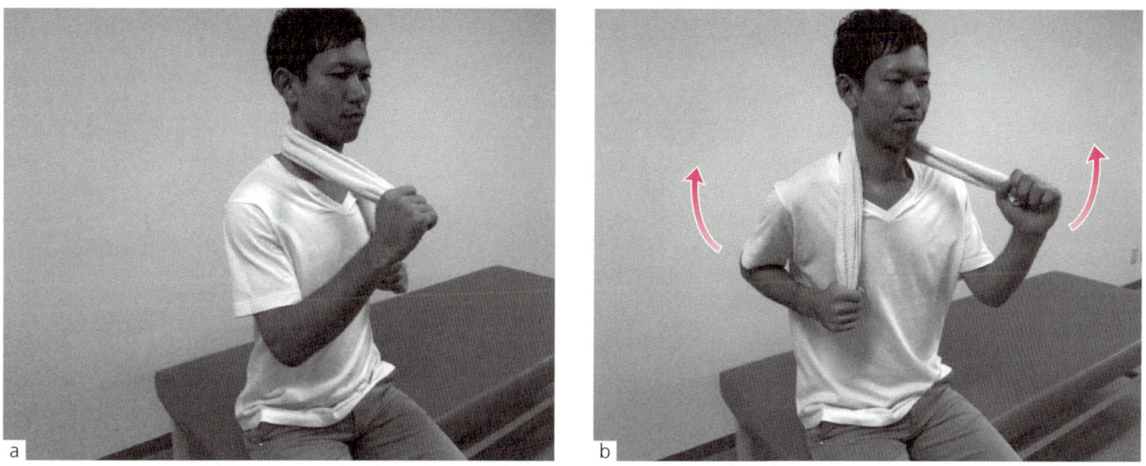

그림 28 수건을 이용한 어깨관절 운동 ②
좌우 교대로 어깨관절을 굽힘 · 폄(a, b)

2) 수건을 이용한 어깨관절 운동

수건을 가볍게 잡아 당겨 어깨에 걸리는 팔의 무게를 줄여주고, 필요 이상으로 어깨를 올리는 것을 막아 준다. 어깨가 너무 많이 움직이는 것을 막으면서 팔의 힘을 빼고 운동할 수 있다.

① 어깨관절 벌림 운동: 수건을 목에 걸어 양쪽 끝을 잡고 팔이 수평이 될 때까지 천천히 팔꿈치를 가쪽으로 벌린다(그림 27).

② 수건을 목에 걸어 양쪽 끝을 잡고 좌우 번갈아가며 팔꿈치를 앞뒤로 천천히 움직인다(그림 28).

3) 체중을 실은 수건 닦기

책상 위에 올려 둔 수건을 미끄러지듯이 어깨관절을 움직인다. 수건에 가능한 한 체중을 싣는다.

① 앞쪽 닦기(어깨관절 굽힘 · 폄)(그림 29)

② 가쪽 닦기(어깨관절 벌림 · 모음)(그림 30)

③ 돌림 닦기(어깨관절 수평 모음 · 수평 벌림)(그림 31)

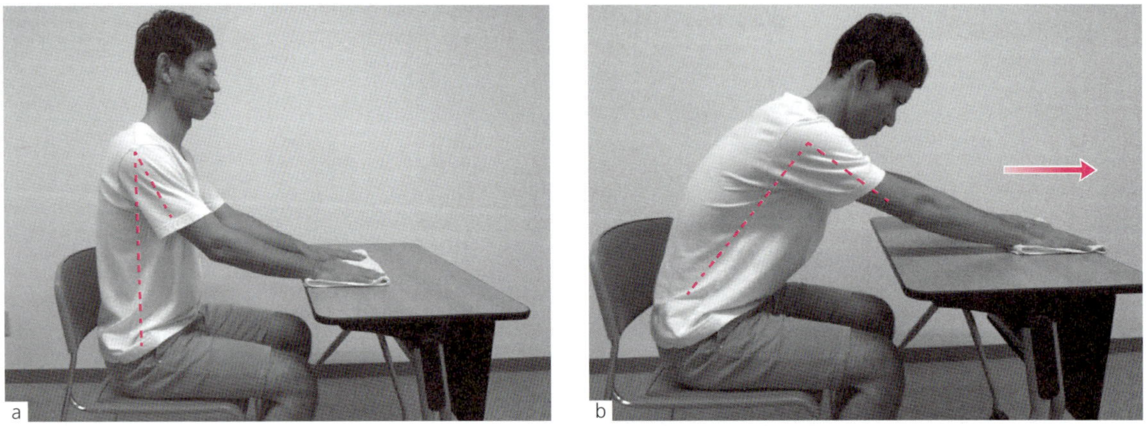

그림 29 수건 닦기(앞쪽)
어깨 굽힘 · 폄 수건 닦기(a, b)

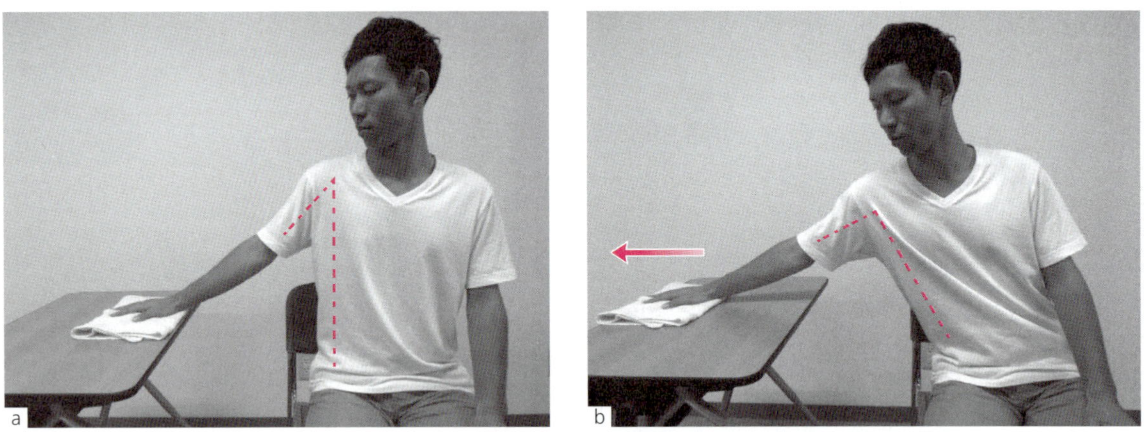

그림 30 수건 닦기(가쪽)
어깨 벌림 · 모음 수건 닦기(a, b)

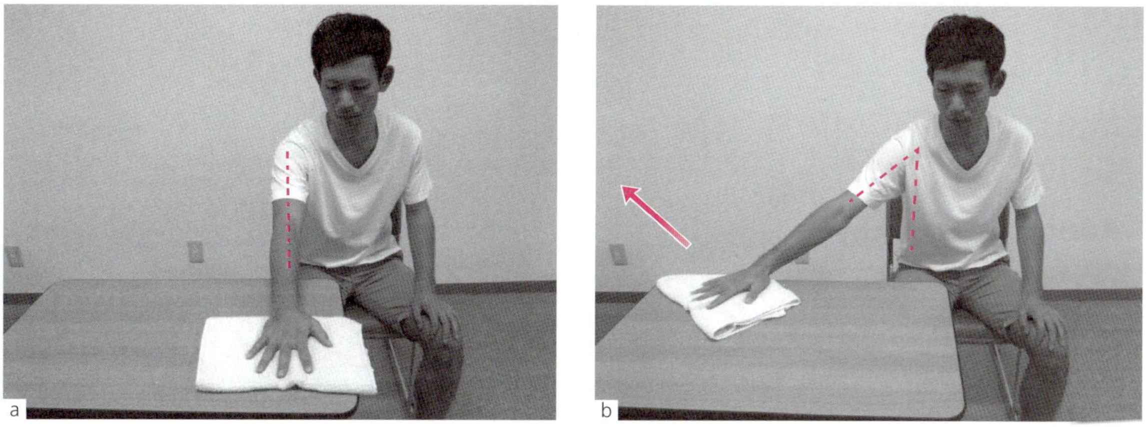

그림 31 수건 닦기(돌림)
어깨 수평 모음 · 수평 벌림 수건 닦기(a, b)

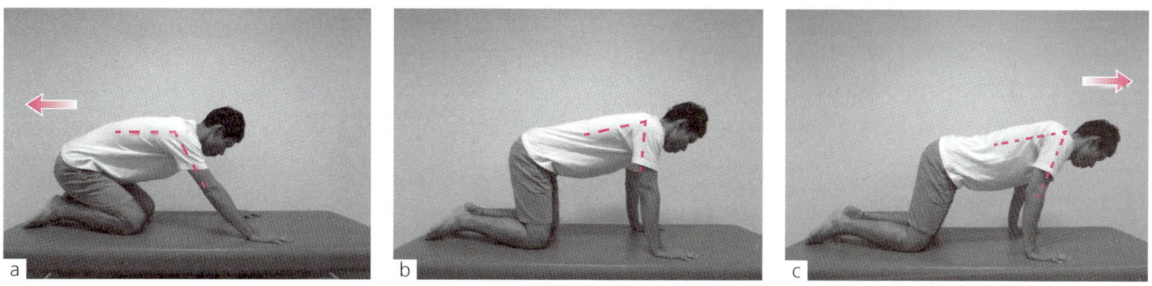

그림 32 바닥에 손을 붙인 채로 운동(앞뒤 방향)
a: 뒤 방향, b: 중간 자세, c: 앞쪽 방향

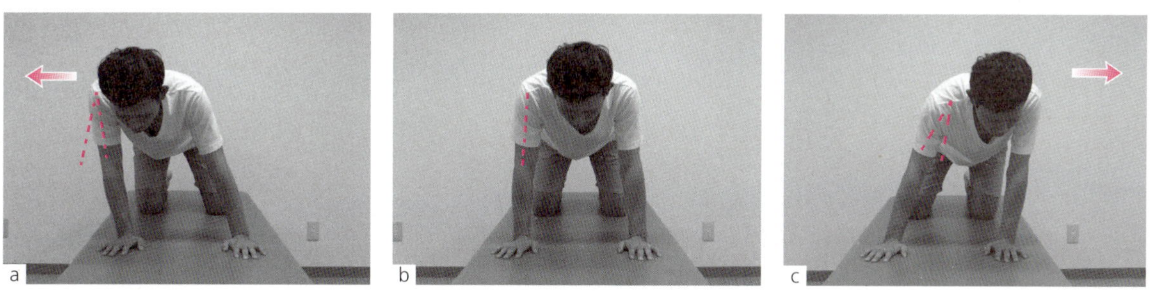

그림 33 바닥에 손을 붙인 채로 운동(좌우 방향)
a: 오른쪽 방향, b: 중간 자세, c: 왼쪽 방향

4) 바닥에 손을 붙인 채로 운동

네발 달린 동물 자세로, 신체를 부드럽게 전후 좌우로 움직이는데 천천히 하며, 팔꿉관절은 편 자세로 유지한다.

① 앞뒤 방향(그림 32)

② 좌우 방향(그림 33)

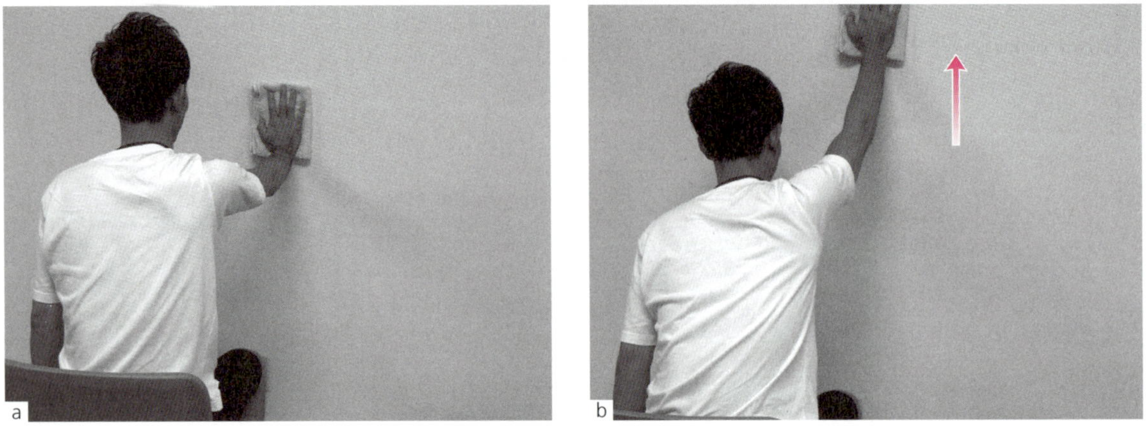

그림 34 벽에 손을 붙인 채로 운동(어깨관절 굽힘)

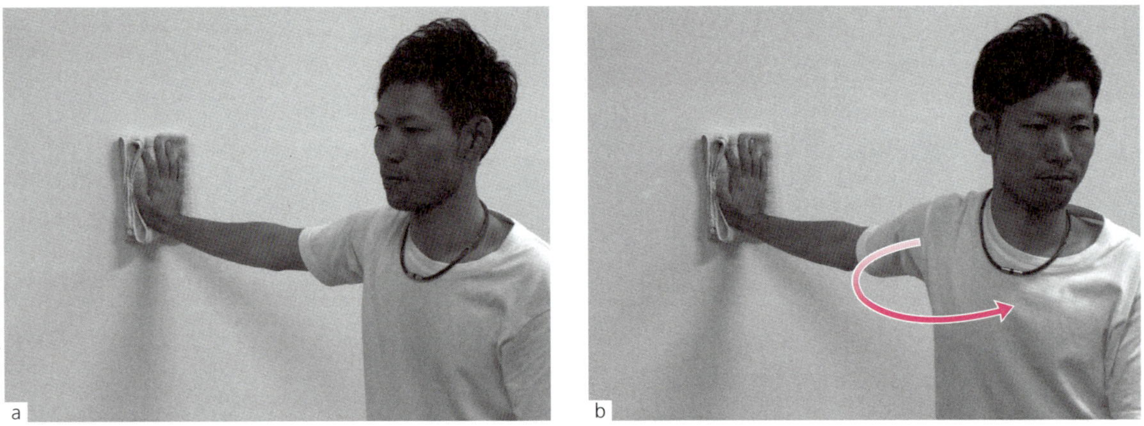

그림 35 벽에 손을 붙인 채로 운동(어깨관절 수평 벌림)

5) 벽에 손을 붙인 채로 운동

① 어깨관절 굽힘(그림 34)

의자에 앉아 벽에 손을 붙인 채로 조금씩 손을 부드럽게 올린다. 손을 올리는 것이 어려운 경우에는 선자세에서 벽으로 손을 붙여 손의 위치는 그대로 두고 무릎을 굽혀 신체를 내려도 괜찮다.

② 어깨관절 수평 벌림(그림 35)

벽에 손을 붙이고 조금씩 손을 움직여 팔을 옆으로 벌린다. 옆으로 벌리는 것이 어려운 경우에는 손의 위치는 그대로 두고 몸통을 반대쪽으로 돌린다.

6) 근력 강화

① 어깨관절 가쪽돌림근(그림 36)

옆누운자세에서 겨드랑이를 오므린 채 팔꿈치를 90° 굽힌다. 물을 300~500mL 넣은 PET병을 손에 쥐고 천천히 위아래 움직인다.

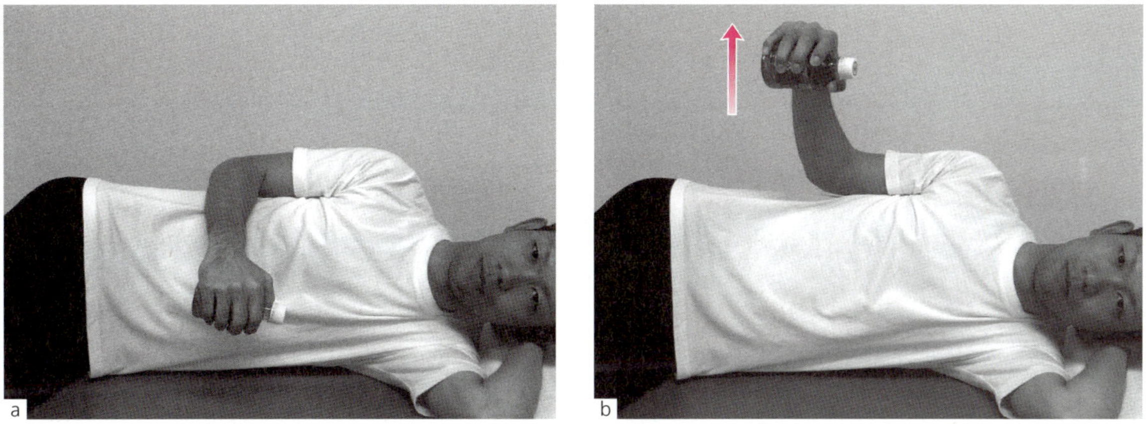

그림 36 어깨관절 가쪽돌림근의 근력 강화

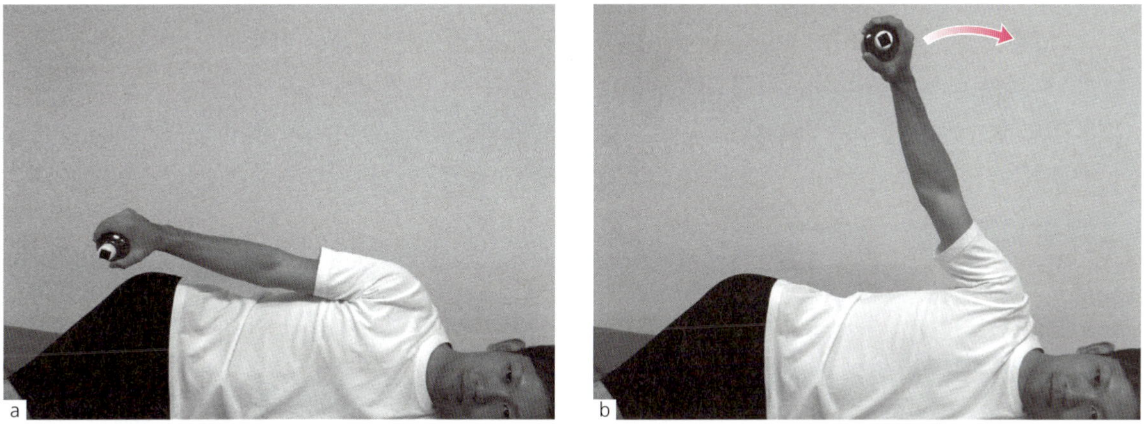

그림 37 어깨관절 벌림근의 근력 강화

어깨관절 가쪽돌림근의 구심성 구축, 원심성 구축의 트레이닝이 가능하다. PET병에 있는 물의 양으로 부하량을 증감시킨다.

② 어깨관절 벌림근(그림 37)

옆누운자세에서 겨드랑이를 오므린 채 팔꿈치를 편다. 물을 300~500mL 넣은 PET병을 손에 쥐고 천천히 위아래로 움직인다.

어깨관절 벌림근의 구심성 구축, 원심성 구축의 트레이닝이 가능하다. 앞뒤로 팔이 흔들리지 않도록, 몸과 일직선으로 올릴 수 있도록 주의한다.

C. 완화기: thawing phase의 대처

1. 재활

이 시기의 포인트

일상생활에 지장이 없는 정도의 근력으로 회복하는 시기이다. 일생생활에서는 거의 불편을 느끼지 않는다. 그러나 수영이나 테니스, 골프 등의 스포츠나 취미 활동을 재개하였을 때 지금까지의 감각과는 다른, 어떠한 이상한 느낌이 들어 퍼포먼스에 영향을 미치고 위화감을 느끼는 시기이다.

지금까지 상당한 시간 동안 어깨의 통증이나 관절 가동 범위의 제한에 익숙해져 있었을 것이다. 다시 말해서, 통증을 피하고 움직일 수 있는 범위에서 보상운동을 이용해 생활해 왔던 것이다. 필요에 따라 본래의 움직임과는 다른 방법으로 운동을 한 어깨관절이지만, 완화기에는 효율적인 방법, 운동학적으로 안정적인 방법으로 움직일 수 있도록 재학습을 해야 한다. 환자의 자연 치유력에 맡기는 것뿐만 아니라 잘못된 학습을 수정하고 적극적으로 관절 가동 범위를 개선하는 것이 중요하다.

- 일상생활에서는 불편을 느끼지 않지만, 취미 활동에서는 위화감을 느낀다.
- 보상운동을 수정하고 안정적인 동작을 재학습해야 한다

ⓐ 완화기 재활의 목적

- 관절 가동 범위의 개선
- 팔이음뼈 주위 근육(특히 돌림근띠)의 근력 강화
- 정상적인 운동의 재학습

ⓑ 완화기 재활의 실제

1) 어깨관절 가동 범위 연습(그림 38)

앉은자세에서 두 손을 깍지를 낀 채 팔꿈치를 펴고 주먹을 바닥에 붙인다. 다음으로 팔꿈치는 쭉 편 채로 주먹을 최대한 높게 머리 위로 올린다. 한계까지 올린 후 5초간 유지하고, 다시 주먹을 바닥에 붙인다. 이것을 10회 정도 반복한다. 등이 젖혀지지 않도록 등을 벽에 붙인다.

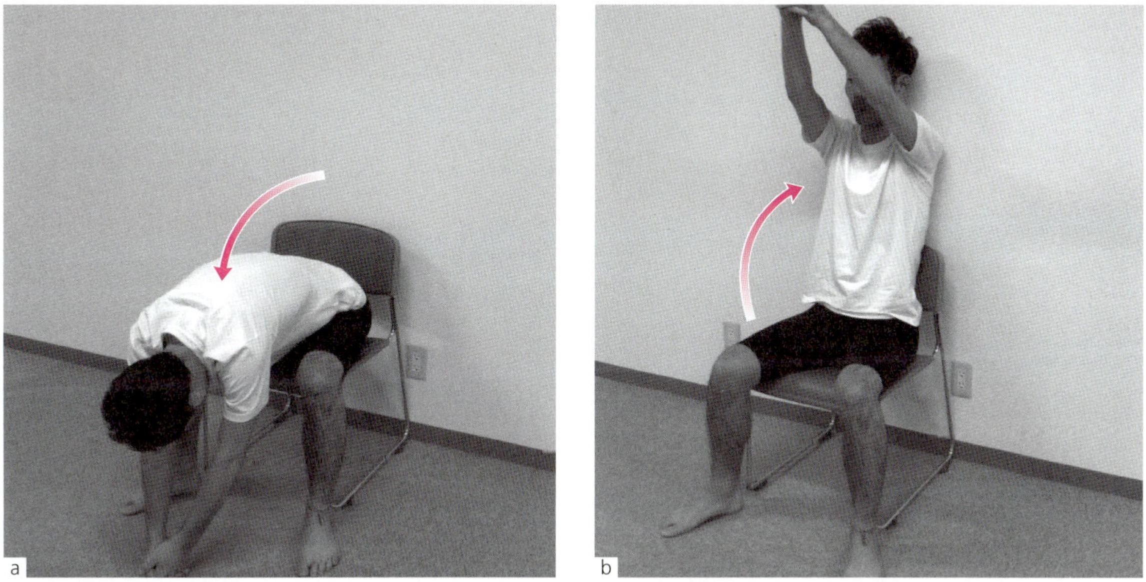

그림 38 어깨관절 가동 범위 연습

a: 주먹을 바닥에 붙인다, b: 주먹을 머리 위로 올린다.

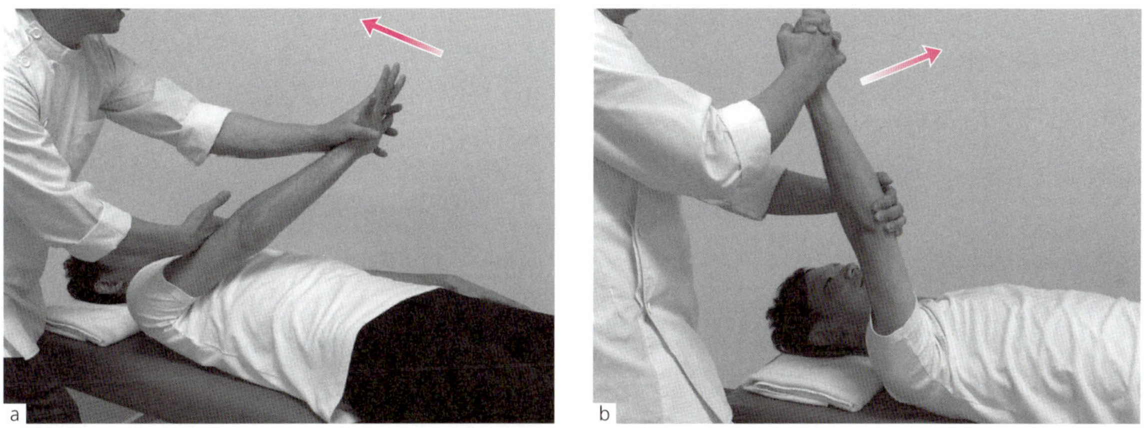

그림 39 팔 PNF 운동

a: 폄–모음–안쪽 돌림 패턴, b: 굽힘–벌림–가쪽 돌림 패턴

2) 근력 강화

① 팔 PNF 운동(그림 39)

어깨관절을 견인하면서 폄-모음-안쪽 돌림 패턴, 굽힘-벌림-가쪽 돌림 패턴을 왕복시킨다.

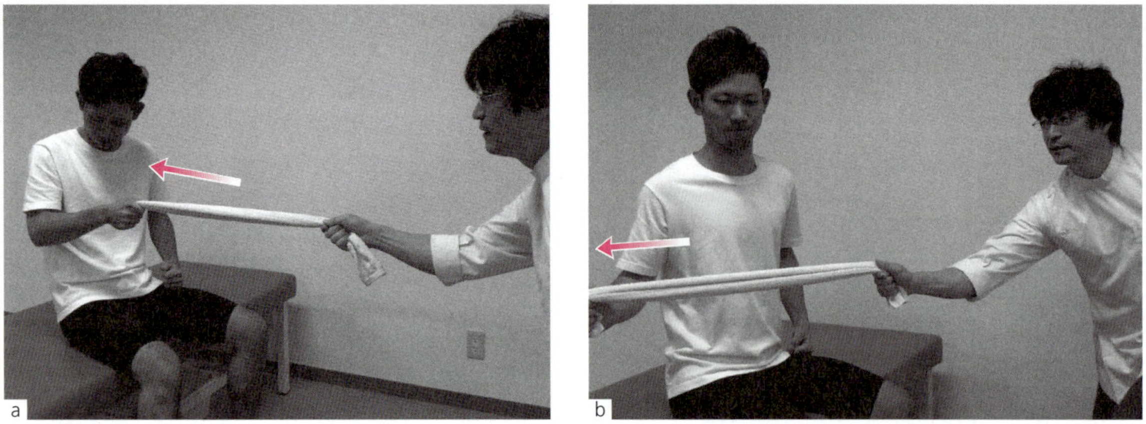

그림 40 수건 견인
a: 가쪽 돌림 방향, b: 폄 방향

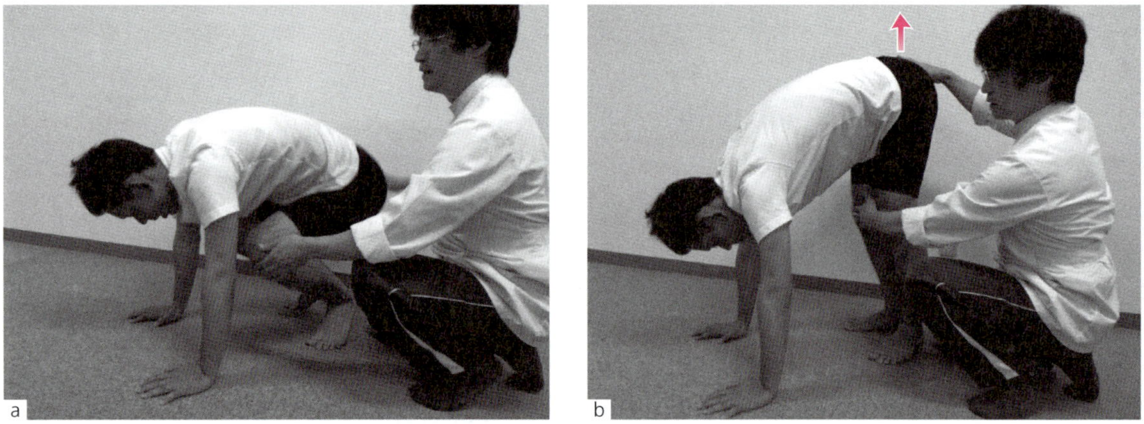

그림 41 볼기근육, 햄스트링, 장딴지세갈래근의 스트레칭
a: 무릎 굽힘, b: 무릎 폄

② 수건 견인(그림 40)

치료사와 환자가 1개의 수건의 양쪽 끝을 잡고, 환자는 치료사가 당기는 힘에 저항하며 당긴다. 치료사는 수건을 당기는 방향에 적절한 변화를 준다. 강한 힘으로 갑자기 당겨서는 안 된다.

3) 볼기근육, 햄스트링, 장딴지세갈래근의 스트레칭(그림 41)

종아리 뒤쪽에 있는 근육을 적극적으로 스트레칭한다. 양쪽 손바닥을 바닥에 붙인 채 쭈그려 앉는다. 천천히 엉덩이를 들면서 무릎을 펴고 5초간 유지한 후 다시 쭈그려 앉는다. 이것을 10회 정도 반복한다.

4) 어깨관절의 운동 감각 연습(그림 42)

치료사는 환부 쪽의 팔을 단단히 잡고 여러 가지 자세로 바꿔 유지한다. 환자는 건강한 쪽의 팔로 움직임을 모방한다. 처음에는 눈을 뜨고 하고 움직임을 이해하면 눈을 감고 한다.

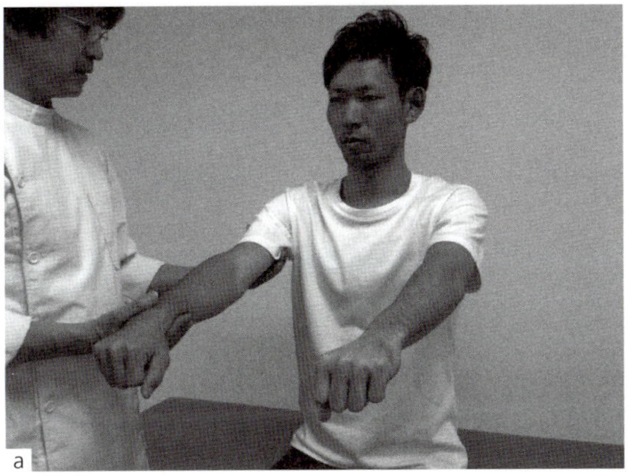

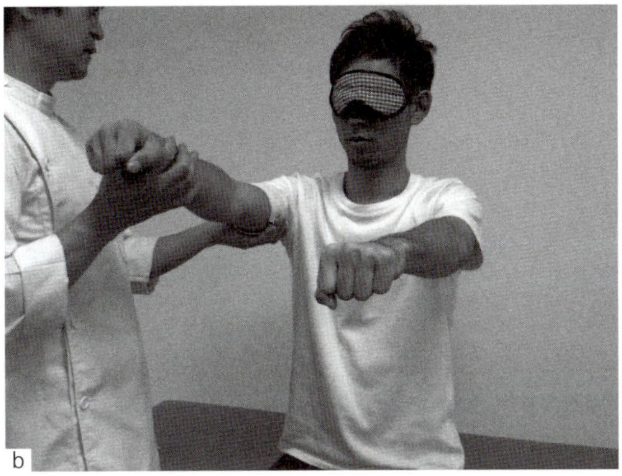

그림 42 어깨관절 운동 감각 연습
a: 눈을 뜨고 연습, b: 눈을 감고 연습
치료자는 환부 쪽의 팔(위 사진의 경우에는 오른쪽)을 움직인다. 어느 각도에서 통증이 나타나는지를 확인하며 실시한다.

2. 홈 운동(home exercise)

이 시기의 포인트

재활하러 다니는 빈도는 감소하고, 치료사에게 지도 받는 홈 프로그램을 지속하는 시기이다. 양쪽 어깨가 동시에 장애되거나 같은 쪽 어깨가 재발하는 경우는 매우 드문 것으로 알려져 있지만, 어깨의 장애를 예방하는 것이 앞으로 해야 하는 과제이다. 현재 하고 있는 스포츠나 취미 활동의 운동 특성에 맞춰 어깨의 운동이나 전신의 스트레칭을 지속해야 한다.

- 어깨의 장애 예방
- 활동의 특성에 맞춘 스트레칭을 지속

ⓐ 완화기 홈 운동의 목적

- 일상생활에서 발생할 수 있는 장애의 예방
- 어깨관절의 가동 범위 유지

ⓑ 완화기 홈 운동의 실제

일상생활에서 적극적으로 어깨나 팔을 사용할 수 있도록 한다.

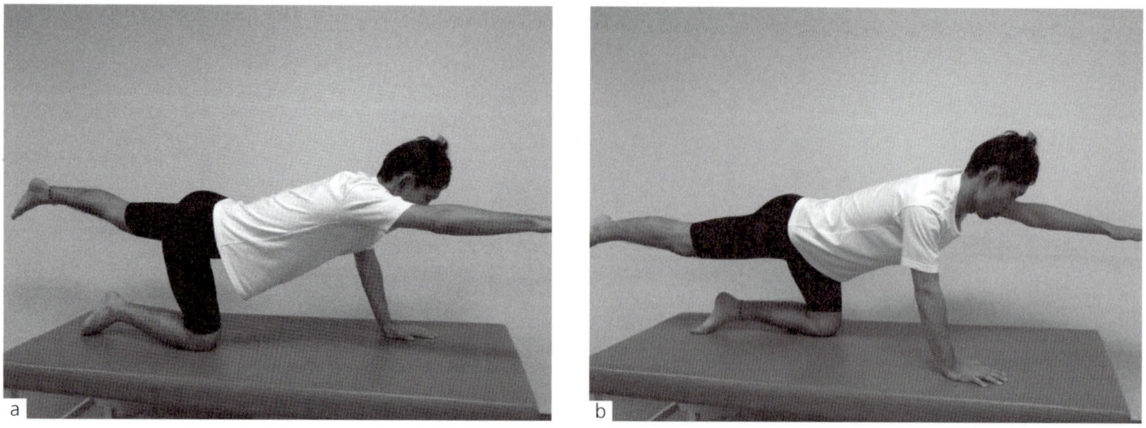

그림 43 네발기기 자세에서 팔다리 교차 균형
a: 오른쪽 팔 올림, b: 오른쪽 팔 지지

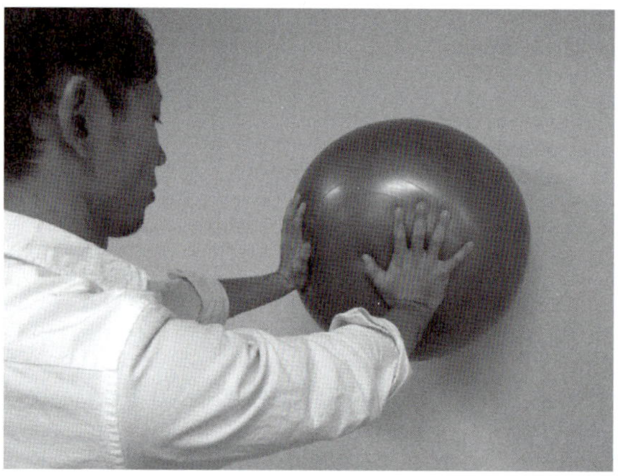

그림 44 볼 밀기

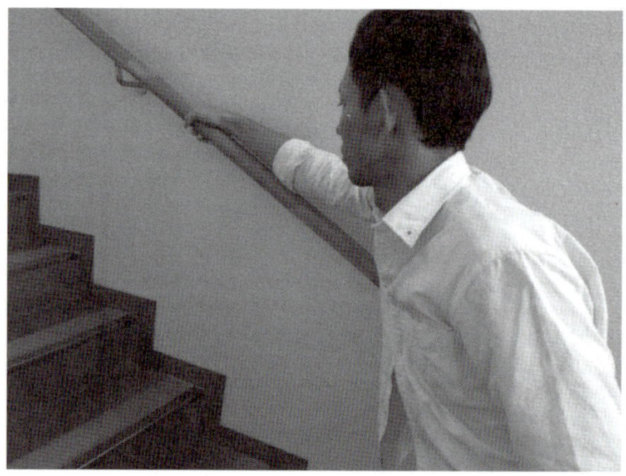

그림 45 손잡이를 잡고 계단 오르기

1) 네발기기 자세에서 팔다리 교차 균형(그림 43)

왼쪽 팔과 오른쪽 다리, 오른쪽 팔과 왼쪽의 다리를 번갈아 가며 올리는 동작을 네발기기 자세에서 시작한다.

2) 볼 밀기(그림 44)

건강한 쪽과 환부 쪽의 양 어깨에 균등하게 힘이 들어가도록 하면서 볼을 벽쪽으로 누른다. 볼은 가능한 한 높은 위치에 두도록 한다.

3) 손잡이를 잡고 계단 오르기(그림 45)

환부 쪽의 팔로 최대한 위쪽의 손잡이를 잡고 팔 힘으로 신체를 당긴다.

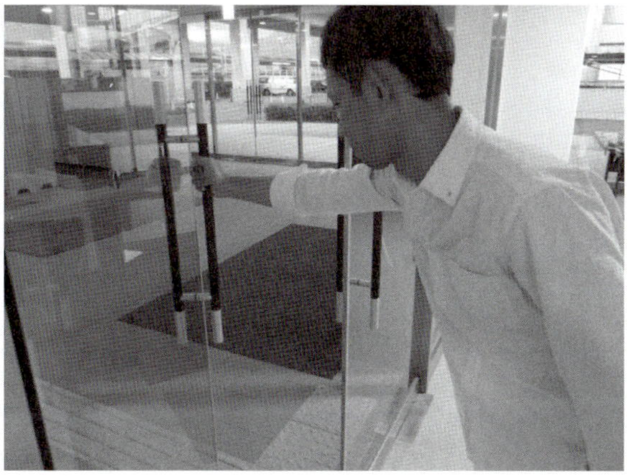

그림 46 문을 열고 닫음

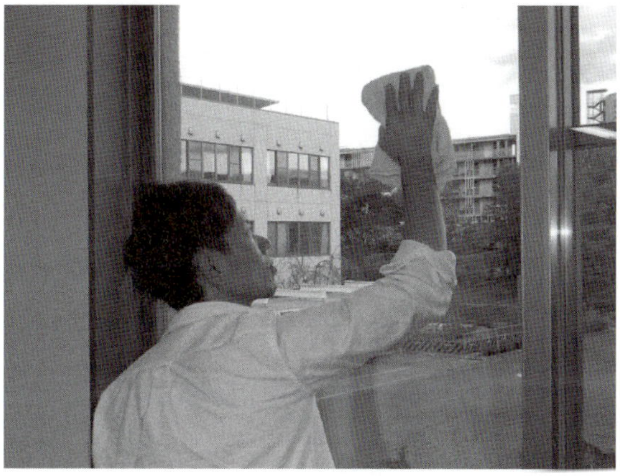

그림 47 창문 닦기 운동

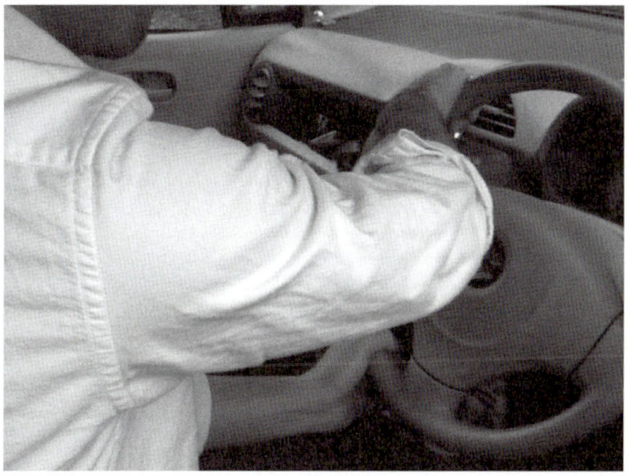

그림 48 핸들 조각

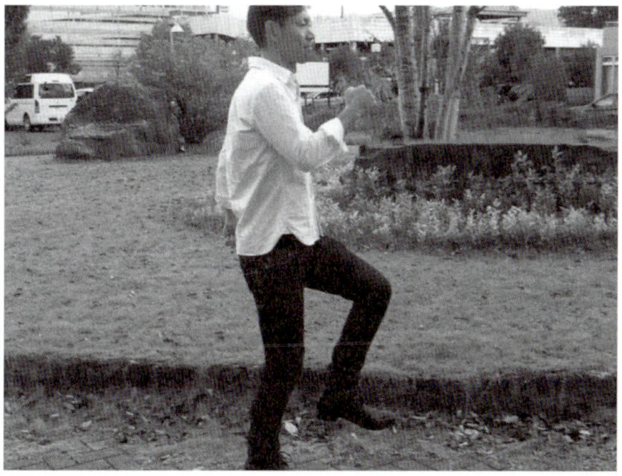

그림 49 걷기

4) 문을 열고 닫음(그림 46)

당기고 미는 동작을 환부 쪽의 팔로 한다.

5) 창문 닦기 운동(그림 47)

최대한 손을 올려서 높은 곳부터 닦는다. 팔꿈치를 편 상태에서 어깨의 모음·벌림 운동, 팔꿈치를 굽힌 상태에서 어깨의 안쪽 돌림 · 가쪽 돌림 운동을 한다.

6) 핸들 조작(그림 48)

좌우로 핸들을 꺾으면 어깨의 안쪽 돌림, 가쪽 돌림 운동이 된다.

7) 걷기(그림 49)

전신 운동으로 걸으면서 팔을 흔드는 것도 중요한 요소이다. 어깨를 적절한 각도로 움직이는 것이 중요하다. 팔꿈치를 90°로 굽혀서 크게 흔든다.

Column 4. 주사 요법

오십견은 비교적 예후가 좋기 때문에 치료의 기본은 보존 요법이다. 보존 요법의 핵심을 담당하는 주사 요법의 수기를 소개한다.

주사 요법의 선택

안정 시 통증이나 야간 통증은 봉우리밑주머니염이 원인이 되는 경우가 많고, 주사 빈도가 압도적으로 많은 것도 봉우리밑주머니이다. 이들로 효과가 없는 때에는 관절 공간 내 주사하는 경우도 있다. 정확하게 목표 부위에 주사를 놓기 위해서, 최근에는 초음파 가이드하에 실시하는 것이 권장된다.

주사 요법의 실제

1) 관절 내 주사

국소마취제, 부신피질 스테로이드제, 히알루론산을 적절하게 조합해서 주사한다.
일주일에 1회씩 총 4~5회를 상한으로 실시한다.

① 봉우리밑주머니 내 주사
봉우리 앞 모서리의 2cm 앞쪽, 2cm 바깥쪽에 주입한다.

② 어깨관절 공간 내 주사
어깨관절 구축으로 야간 통증이 강할 때 실시하며, 관절 공간 내 주입한다.

2) 신경차단 요법

통증에 관련된 신경이나 그 주변에 국소마취제를 주입한다. 통증이나 근육 긴장을 제거하여 혈행을 개선하고 염증을 억제, 자율신경의 기능 개선을 하는 요법이다.

3) 관절 내압 감압법(joint distension)

관절 공간 내 국소마취제, 생리식염수, 부신피질 스테로이드제를 조합한 주사액을 주입하여 파열시킴으로써, 내압이 감소하여 통증을 없애는 효과를 기대할 수 있다. 주입 후 앞쪽 올림, 다음으로 가쪽 올림 · 안쪽 돌림 동작을 수동적으로 한다. 그렇게 함으로써 봉우리밑주머니에서 주사액 유출(관절 내압의 감압)이 보이며, 통증을 없애는 효과를 얻을 수 있다.

Column 5. 물리치료

제4장에서 서술한 '재활 치료와 홈 운동'과 병용하여 물리치료를 이용하는데, 효과를 얻기 위해서는 시기나 증상에 맞춰 적절한 물리치료를 선택하는 것이 중요하다.

물리치료의 선택

① 급성기: 염증을 억제시키기 위해서 냉각 요법이 중심이 된다. 그 밖에 통증을 완화시키기 위한 전기 자극 요법이나 초음파 요법을 이용한다.

② 만성기: 굳은 연부조직의 유연성을 개선시키기 위해 이 시기부터 온열 요법을 이용한다.

③ 이완기: 조직의 유연성을 높이기 위해서는 온열 요법이 중심이 된다.

물리치료의 실제

1) 냉각 요법(그림 A)

① 효과: 조직 온도를 저하시키는 것으로 염증에 수반되는 열을 내린다. 또한 통증 감각을 전달하는 Aδ섬유의 활동을 저하시켜 통증을 억제시킨다.

② 방법: 압통이나 운동 시 통증이 있는 부위에 아이스 팩이나 비닐봉지에 얼음을 넣어 15~20분간 댄다. 염증 징후가 보일 때는 2~3시간 간격으로 한다.

③ 주의사항: 냉각성 알레르기가 생길 수 있으므로 무리하게 하지 않도록 한다.

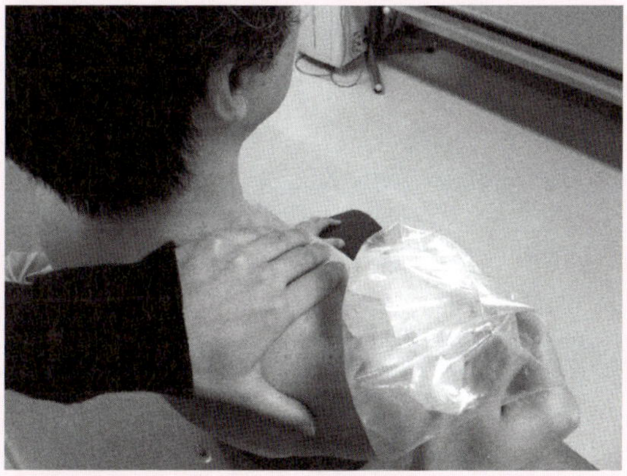

그림 A 냉각 요법
비닐봉지에 얼음을 담아 아이스 팩으로 이용한다.

2) 초음파 요법(그림 B)

① 효과: 급성기는 염증 억제, 만성기~완화기는 조직의 유연성 향상

② 주파수·출력: 3MHz(피하 1~2cm) · 0.5W/cm^2
1MHz(피하 2~5cm) · 1.5~2W/cm

③ 시간: 5～10분/2 × ERA(유효 조사면적)

④ 주의사항: 초음파에 대한 통증이 있는 경우에는 출력을 내린다. 전극은 목적으로 하는 부위에 대해 직각으로 하여 작은 원을 그리듯이 천천히 움직인다.

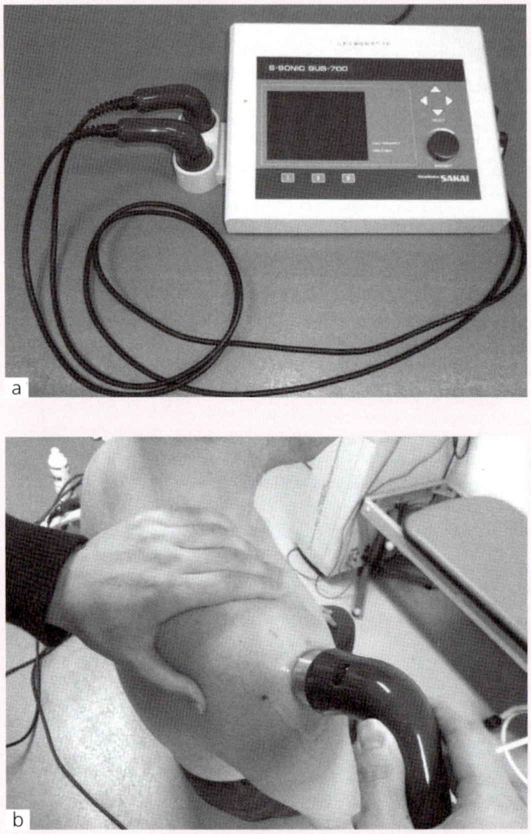

그림 B 초음파 요법

3) 온열 요법(그림 C)

① 종류: 핫팩, 극초단파 요법 등

② 효과: 피부 및 피하 조직의 온도 상승과 혈류 증가를 초래하므로 진통, 근육 연축의 경감 작용이 있다.

③ 주의사항: 염증이 강한 시기에는 금기이다.

4) 전기 자극 요법

① 종류: 간섭 전기 요법·TENS 등

② 효과: 침해 수용 신경 섬유(C섬유)를 전류로 자극하여 내인성 오피오이드(opioid)의 방출에

의한 통증 제어나 근육의 반복 수축을 유발하여 혈류를 개선시킴으로써 통증의 억제 효과를 기대할 수 있다.

③ 주의사항: 통증 부위를 특정하여 그 부위에 전기를 통하게 한다. 전기 자극이 통하게 한 후에 재활이나 홈 운동을 한다.

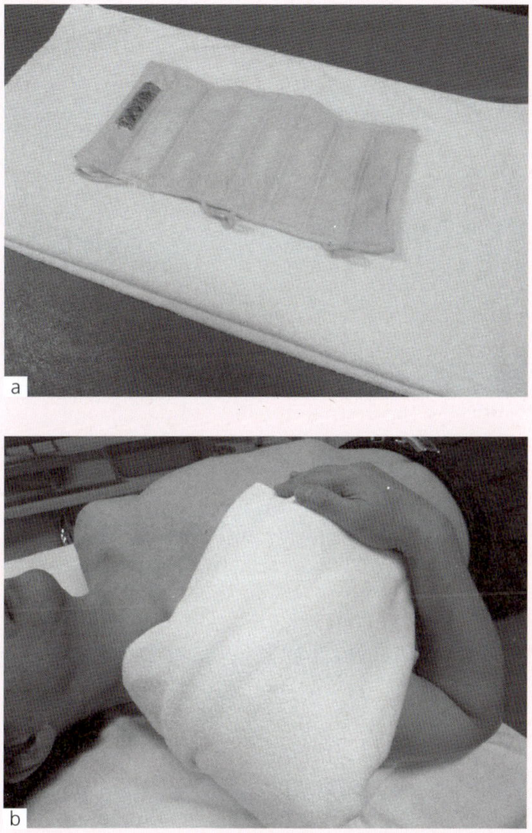

그림 C 온열 요법(핫팩)

Column 6. 수술 치료

치료의 제1 선택은 보존 요법이다. 거의 대부분의 증상이 개선되지만, 치료가 되지 않는 경우도 있으며 장기간에 걸쳐 일상생활에 지장을 일으켜 야간 통증에 시달리는 경우도 있다. 이런 난치 사례에 대해서, 수술 치료를 할 수 있다.

수술의 적용

다음과 같은 항목에 해당하는 경우 수술을 검토한다.

- 3개월 이상 지속되는 어깨관절의 통증(야간 통증)이 있는 경우
- 3개월 이상 지속되는 수동 가동 범위 제한이 있는 경우(굽힘 90° 이하 또는 가쪽 돌림 10° 이하, 올림 90° 또는 내림 자세에서의 가쪽 돌림 20° 이하)
- 6주간 보존 요법을 해도 증상이 전혀 개선되지 않는 경우(주사 요법이 가동 범위 제한의 개선에 효과가 없고 통증에 대한 효과가 일시적인 경우)
- 각종 영상 진단에 의해 돌림근띠 완전 파열이 부정된 경우
- 치료 시간 단축을 희망하는 경우

수술 전 준비

어깨관절 주위 근육의 단축 등 관절 외 구축 요소를 없애기 위한 가동 범위 연습, 이완(relaxation)을 한다.

경시하 어깨관절 수동술

1) 조작(manipulation) – 도수 수동술

전신 마취하에 먼저 가동 범위를 평가한다. 그 후 부드럽게 ① 어깨뼈 면에서의 올림, ② 벌림 자세에서의 가쪽 돌림 · 안쪽 돌림, ③ 내림 자세에서의 가쪽 돌림 · 안쪽 돌림, ④ 수평 굽힘의 순서로 도수 수동술을 한다. 그럼에도 불구하고 가동 범위 제한(굽힘 160°, 제1 자세 가쪽 돌림 90°, 제2 자세 가쪽 돌림 90°, 안쪽 돌림 70° 이상을 목표로 한다)이 남아 있으면 경시하수술을 한다.

재활

각각의 병원에 재활 임상진료지침이 짜여 있다. 자연스럽게 다음날부터는 물리치료사에 의한 수동적 가동 범위 연습[CPM(continuous passive motion) 장치의 사용도 포함]이나 도르래를 이용하여 건강한 쪽의 손으로 환부 쪽의 팔꿈치를 받쳐 직접 보조하는 가동 범위 연습을 한다. 자동 운동도 특별하게 제한하지 않는다. 수술 후 1주 정도 경과한 후에는 원칙적으로 삼각수건이나

깁스 팔걸이를 사용하는데 장기간 사용하는 것은 안쪽 돌림 자세로의 구축을 만들기 때문에 통증이 경감하면 제거한다.

외래의 통원은 경과의 관찰과 구축 예방의 가동 범위 연습을 위해 수술 후 1개월간 한다. 수술 후 1개월 시점에서 야간 통증 없이, 일상생활 활동에 지장이 없으면 홈 운동 지도를 하여 정기적인 통원은 종료한다.

제5장
생활지도

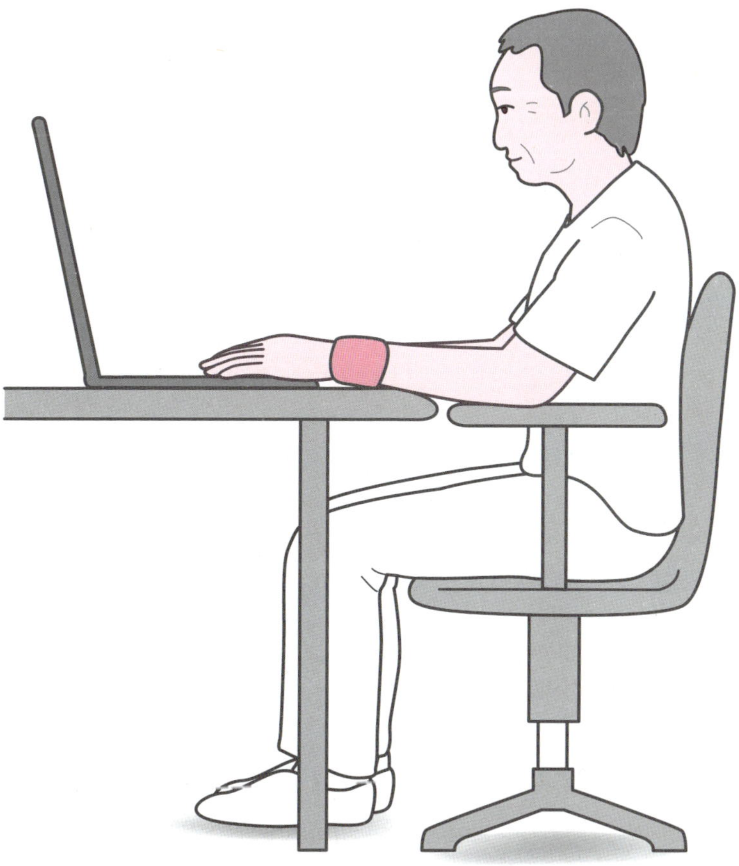

A. 생활지도의 실제

1. 일상생활에서 어깨의 역할

어깨는 많은 근육과 인대로 이루어져 있고, 가동 범위가 큰 관절이다. 어깨의 작용에 의해 더 복잡한 일상생활을 할 수 있다. 앞뒤 좌우로 팔을 들어 올려 자유로운 움직임이 가능한 것도 어깨의 작용에 의한 것이다.

또한, 팔을 올리는 일뿐만 아니라 팔꿈치를 움직인 때, 손을 움직일 때의 도대로서의 역할도 한다. 어깨가 단단히 지탱하는 일을 하면서도 충분한 가동 범위를 발휘함으로써 그보다 멀리 있는 팔꿈치 · 손관절 · 손가락이 힘을 발휘하고 세세한 동작도 가능한 것이다.

오십견에서는 이 팔의 움직임의 기초가 되는 어깨에 통증, 가동 범위의 제한, 근력 저하 등이 생기기 때문에, 일상생활에도 큰 영향을 미치고, 통증과 가동 범위 제한으로 인한 어려움이 생겨, 동작에 궁리가 필요하다.

또한, 어깨 자체의 장애뿐만 아니라 어깨 기능이 미흡해짐으로써 손이나 팔꿈치를 움직일 때도 불안정해지고, 안정된 동작을 할 수 없으며 그런 경우에는 언뜻 보기에 어깨를 쓰지 않는 것처럼 보이며, 글씨를 쓰거나, 칼을 사용할 때 등 일상생활의 동작에도 영향을 미치게 된다.

- 어깨는 일상생활 중에서 팔을 움직이는 중심이 되는 관절이다.
- 어깨는 팔의 움직임뿐만 아니라 팔꿈치·손목·손가락 등 말초 관절의 움직임을 안정시키는 작용을 한다.
- 어깨의 장애는 일상생활의 모든 동작에 영향을 미친다.

2. 생활지도 시 포인트

급성기의 치료는 안정이 기본이 되고 가능한 한 움직임에 의한 통증을 일으키지 않는 것이 중요하다. 일상생활에서도 마찬가지로 움직임에 의해 통증이 일어나지 않도록 하는 것이 원칙이다. 그렇기 때문에 방법을 변경하거나 도구를 사용하는 등 연구가 필요하다.

또한 서서히 통증이 없어질 쯤(만성기 · 완화기)에는 일상생활에서도 가능한 한 어깨를 움직일 기회를 만드는 것이 필요하다. 통증 없이 어깨를 움직일 수 있는 범위가 점점 넓어져 가므로 기본적으로는 그 범위 내에서 움직이는 것이 바람직하다.

원래의 생활로 돌아갈 수 있도록 무리하지 않고 조금씩 여러 가지를 도전해가는 중요한 시기이다. 단, 통증을 참고 동작을 하거나 급격하게 어깨를 움직이는 동작(스포츠 등)을 하는 등 오히려 무리하면 통증이 재발하는 원인이 되므로 주의해야 한다.

- 급성기에는 일상생활에서도 통증이 일어나지 않도록 주의한다.
- 만성기 · 완화기에는 어깨의 기능 회복에 맞춰 일상생활에서도 적극적으로 움직인다. 통증을 참지 않는 범위에서 움직인다.
- 스포츠 등 격한 움직임에 도전하는 경우에는 단계적으로 실시한다.

3. 옷을 갈아입는 동작

ⓐ 동작의 특징

① 누구나 매일 하는 동작이다. 많은 사람들이 아침에 잠옷에서 평상복으로 갈아입고, 회사에 출근하여 유니폼으로 갈아입고, 퇴근할 때 다시 평상복으로 갈아입고, 밤에는 잠옷으로 갈아입는 것처럼 하루에도 수회 이루어지는 동작이다.

② 어깨가 크게 안쪽 돌림 · 가쪽 돌림을 해야 하기 때문에 특히 통증이 일어나기 쉬운 동작이다. 옷의 형태에 주의하고, 적절한 것을 선택하여 동작하는 방법을 연구하면, 통증을 줄일 수 있다. 자신만의 방법으로 하는 사람도 많기 때문에 치료사는 확인하여 필요한 경우에는 조언을 해줘야 한다.

ⓑ 지도의 실제 · 순서

1) 적절한 옷

- 타이트한 옷은 피하고, 사이즈가 여유있는 옷을 고를 것
- 신축성이 있는 원단
- 상의는 위로 입는 형태의 옷은 피하고, 앞에서 열고 닫을 수 있는 옷을 고를 것
- 더운 시기에도 냉기를 예방하기 위해 민소매는 피할 것

2) 동작순서 · 포인트(그림 1~4)

① 상의

셔츠·스웨터 등의 윗옷을 말한다. 동작하는 방법을 연구하여 통증을 줄일 수 있다. 기본적으로 환부쪽 팔은 몸통에 붙인 채로 동작을 하도록 한다.

② 하의

바지와 같은 하반신의 옷을 말한다. 벗는 동작은 한 손으로도 가능한 경우가 많다. 입는 동작에서는 허리에 손을 돌려 바지를 올리는 동작을 해야 하기 때문에 통증을 유발하기 쉽다. 동작은 건강한 쪽으로

하는 것이 기본이다. 여유있는 옷을 골라 조금이라도 편하게 동작을 하도록 한다.

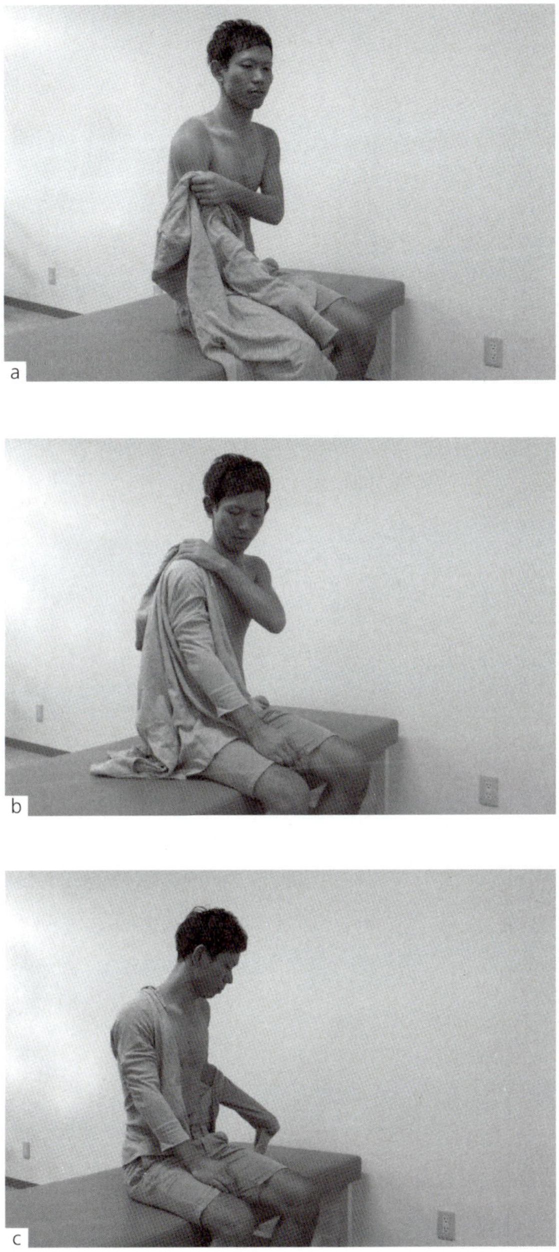

그림 1 옷 갈아입기 ①: 앞에서 열고 닫는 옷을 입을 때(환부 쪽: 오른쪽, 건강한 쪽: 왼쪽)

a: 처음에 환부 쪽에서 팔을 끼워 넣는다. b: 환부 쪽의 옷을 가능한 만큼 올려 입는다. c: 건강한 쪽의 팔을 넣고, 옷매무새를 정리하여 동작을 완료한다.

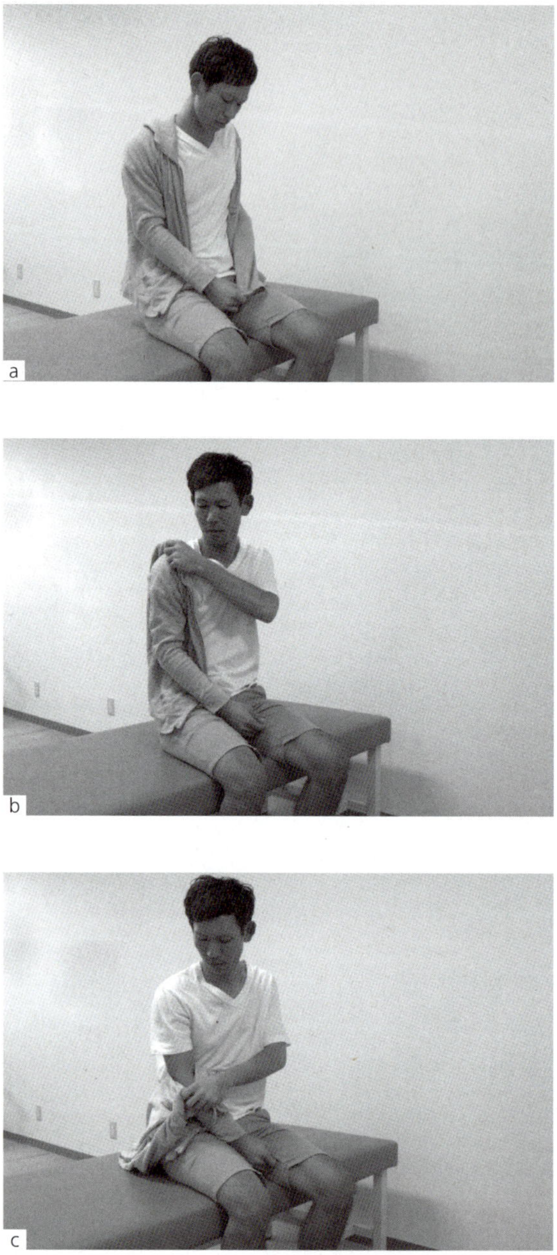

그림 2 옷 갈아입기 ②: 앞에서 열고 닫는 옷을 벗을 때(환부 쪽: 오른쪽, 건강한 쪽: 왼쪽)

a: 건강한 쪽의 팔을 소매에서 빼고, 이 때 몸의 뒤쪽이 아닌 앞쪽에서 동작을 해야 한다. b, c: 환부 쪽의 팔을 빼고, 환부 쪽을 몸에서 떨어지지 않도록 한다.

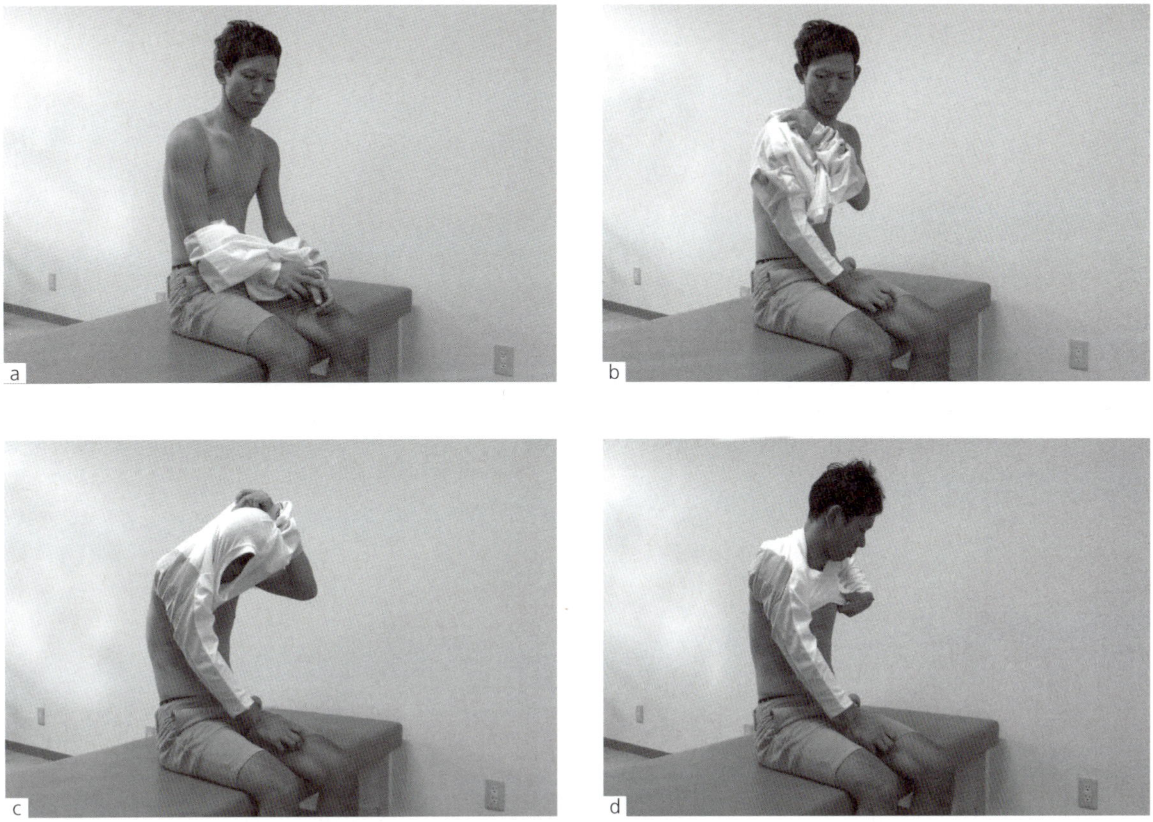

그림 3 옷 갈아입기 ③: 위로 입는 형태의 옷을 입을 때(환부 쪽: 오른쪽, 건강한 쪽: 왼쪽)

a: 양쪽 팔을 끼운다, b: 환부 쪽은 어깨까지 올린다. c: 건강한 쪽 팔을 이용하여 머리를 넣는다, d: 옷매무새를 정리하여 동작을 완료한다.

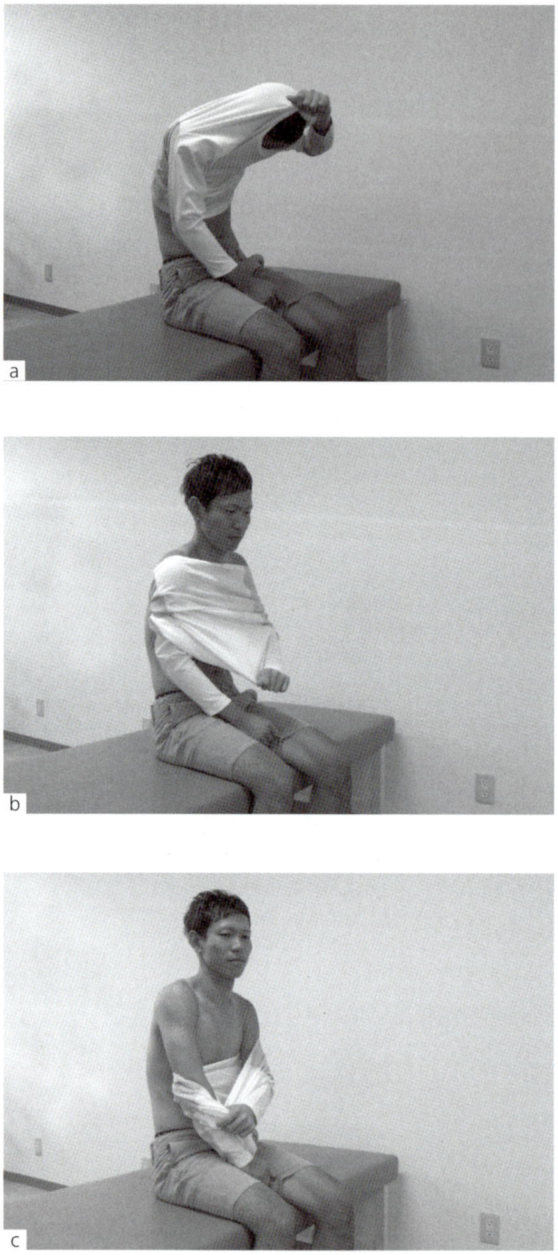

그림 4 옷 갈아입기 ④: 위로 입는 형태의 옷을 벗을 때(환부 쪽: 오른쪽, 건강한 쪽: 왼쪽)
a: 건강한 쪽 팔을 이용하여 머리를 뺀다. b, c: 환부 쪽을 몸에서 떨어지지 않도록 하면서 양쪽 팔을 뺀다.

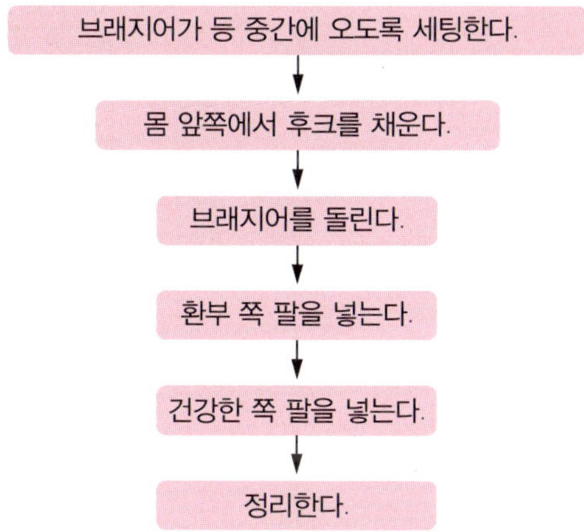

그림 5 브래지어를 입는 순서

③ 속옷

여성의 브래지어를 입고 벗는 것이 어려운 경우가 많다. 등으로 팔을 돌려 후크를 채우는 동작은 어깨를 크게 안쪽 돌림 시켜야 하므로 통증을 유발하기 쉬운 자세이다. 그림 5에 나타낸 순서대로 동작을 하는 것이 좋다.

또한 현재는 브래지어가 필요 없는 캐미솔 등 대용할 수 있는 속옷도 많이 있으므로 통증이 강한 시기에는 검토해보는 것도 좋다.

4. 바른 자세 동작

몸가짐을 가다듬는 동작을 말한다. 세안을 하고, 이를 닦고, 머리를 정돈하는 등의 동작이 포함된다.

ⓐ 동작의 특징

① 누구나 매일 하는 동작이다. 몸가짐을 단정히 하는 것은 가정 내에서도, 사회에서도 그 사람의 성격의 일면을 판단할 수 있는 근거가 되기 때문에 아주 중요하다.

② 대부분은 양손으로 하는 동작이 많다. 급성기에는 양손으로 하기 어렵기 때문에 한 손으로도 할 수 있게 연구해야 한다.

ⓑ 지도의 실제 · 순서

① 양치

자주 쓰는 손에 증상이 있는 경우에는 어려움이 생긴다. 반대쪽 손으로 팔꿈치를 받쳐 어깨에 실리는 팔의 무게를 줄여줌과 동시에 어깨의 움직임을 적게 하는 것이 좋다.

② 머리 말리기(그림 6)

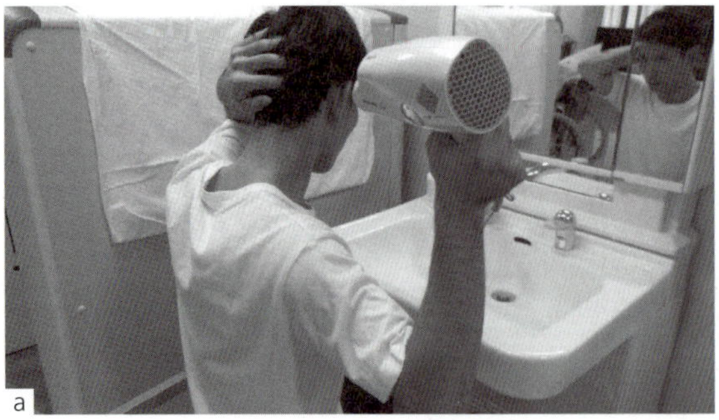

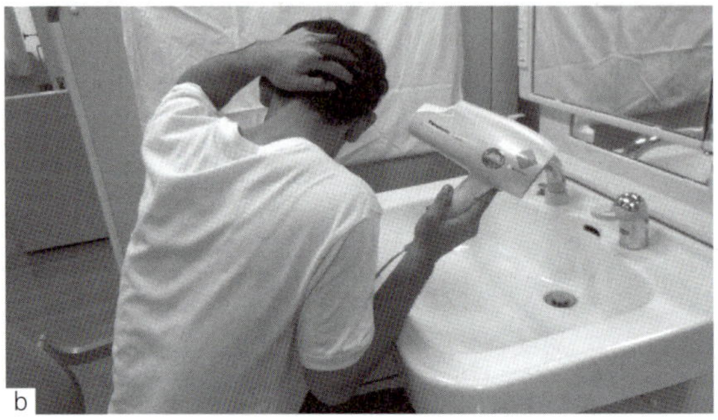

그림 6 머리 말리기
a: 정상 시, b: 오십견(오른쪽), 의자에 앉아서 세면대에 팔을 고정한다.

오십견에서 가장 영향을 받기 쉬운 동작 중 하나이다. 머리 뒤로 손을 돌릴 때에는 어깨의 굽힘 자세의 가쪽 돌림이 필요하기 때문에 통증이 일어나기 쉽다.

특히 여성은 머리가 길고, 드라이어기를 사용하는 경우가 많기 때문에 아주 불편한 동작이다. 드라이어기를 사용할 때에는 그림 6처럼 의자에 앉아 세면대에 팔꿈치를 올려 두어 어깨를 고정할 수 있도록 하는 것이 좋다.

③ 세안

주로 팔꿈치를 굽히거나 펴는 동작이기 때문에 어깨의 장애에는 영향을 많이 받지 않는다고 알려져 있지만, 때때로 양손으로 물을 뜨는 동작이 어려운 경우가 있다. 평소보다 깊숙이 앞으로 몸을 굽혀 얼굴을 손에 가까이 하면 어깨의 움직임을 적게 할 수 있다. 때에 따라 적신 수건으로 얼굴을 닦는 방법을 검토하는 것도 좋다.

5. 입욕 동작

ⓐ 동작의 특징

① 청결함을 유지하기 위해 기본적으로 매일 하는 동작이다.

② 많은 단계를 포함하는 동작이다. 사용하는 물건이나 동작을 연구하는 것으로 통증을 줄일 수 있다.

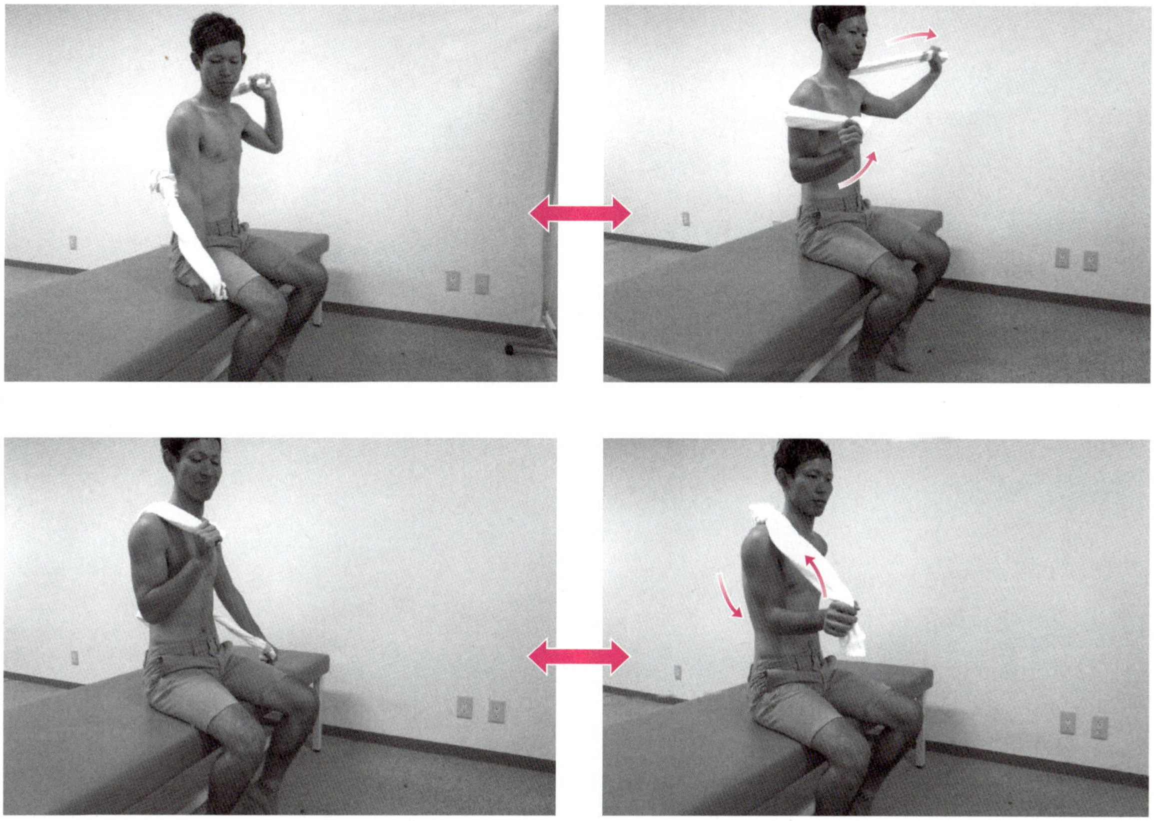

그림 7 몸을 닦는 동작
환부 쪽(오른쪽) 팔은 신체에 고정하고 팔꿈치의 굽힘과 폄으로 동작을 한다.

ⓑ 지도의 실제 · 순서

1) 몸을 닦는 동작(그림 7)

신체를 닦는 것을 말한다. 등을 닦을 때에는 어깨의 안쪽 돌림 · 가쪽 돌림이 필요하여 어려운 동작이 된다.

손잡이가 달린 바디 브러시가 판매되고 있으므로 이를 사용하는 것도 하나의 방법이다. 바디 타올을 사용할 때에는 가능한 한 길이가 긴 것을 준비하는 것이 사용하기 편하다. 이 때, 그림 7처럼 환부 쪽의 어깨는 움직이지 말고, 몸쪽에 붙인 상태에서 팔꿈치만 이용하여 동작을 하면 통증이 일어날 확률이 적어진다.

2) 머리를 감는 동작(그림 8)

머리를 말릴 때와 같이 뒤통수를 씻는 것이 어렵다. 건강한 쪽 팔로 머리를 감고, 시판되는 샴푸용 브러시를 사용하면 환부 쪽의 관자 부위와 같이 힘이 들어가기 어려운 부위도 쉬워진다. 환부 쪽으로 머리를 감을 때에는 그림 8-b처럼 깊숙이 구부리는 것이 좋다.

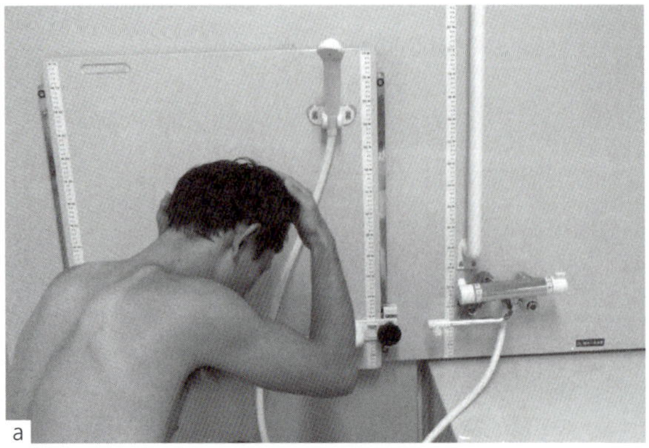

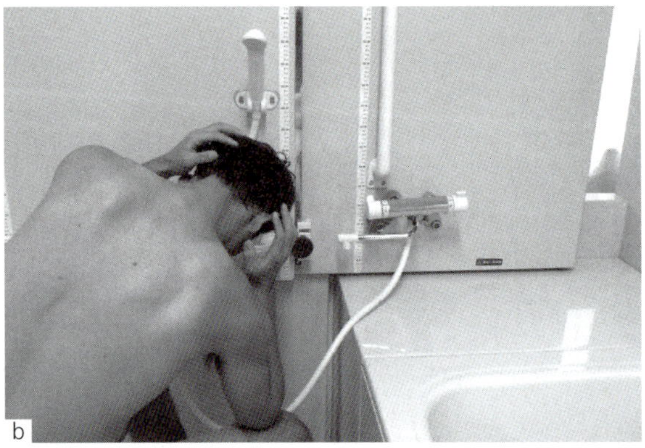

그림 8 머리를 감는 동작

a: 정상적인 머리 감기, b: 오십견(오른쪽)의 경우. 깊숙이 몸을 굽히고 환부 쪽의 팔꿈치를 무릎에 고정하여 어깨의 부담을 줄인다.

ⓒ 욕조에 담그는 것이 좋을까?

욕조에 담그는 것은 시기에 따라 주의가 필요하다. 통증이 일어나는 급성기에는 어깨 주위의 염증이 강한 경우가 많다. 이럴 때에 어깨 주위를 따뜻하게 하는 것은 염증을 조장할 수 있기 때문에 어깨를 직접 따뜻하게 하는 것은 피하고 전신이 너무 따뜻해지지 않도록 짧게 끝내는 것이 좋다.

만성기·완화기에는 근육의 긴장에 의한 혈행 불량, 근육의 단축에 의한 동작 시 통증인 경우가 많다. 따뜻하게 하는 것으로 근육의 긴장이 풀리고 혈행도 개선된다. 입욕 시에는 통증이 완화되는 환자도 많다. 이러한 시기에는 천천히 욕조에 담가 심신 모두 릴랙스하는 것이 도움이 된다.

6. 수면 시 자세

ⓐ 오십견의 야간 통증

오십견 환자는 야간 통증을 호소하는 경우가 많다. 수면은 뇌와 신체의 피로를 없애는 중요한 휴식 시간이다. 수면 중에는 호르몬이 분비되고, 자율신경의 기능이 조정되기도 한다.

수면 부족은 심신에 많은 영향을 미친다. 집중력이나 판단력, 기억력 등을 저하시키고 낮에도 멍하게 만들거나 기분이 우울해지기도 한다. 감정이 불안정하기 때문에 어깨의 통증에도 좋지 않은 영향을 미쳐 악순환에 빠지게 된다. 또한 정신적인 긴장 상태가 지속되면 근육도 긴장하기 때문에 역시 악순환에 빠지게 된다.

이렇게 오십견 때문에 어깨의 통증이라고 하는 고통뿐만 아니라 생활의 리듬 전체가 망가져버리는 고통이 수반되기도 한다. 오십견의 치료에는 낮동안의 통증뿐만 아니라 수면시간이나 수면의 질 등의 정보를 확인하고 통증이 일어나지 않도록 연구하여 조언을 해주어야 한다.

ⓑ 야간에 왜 통증을 느끼는가.

수면 시 통증이 나타나는 원인은 여러 가지로, 명확하지 않시만 다음과 같이 알려져 있다.

1) 염증

어깨 주위의 염증에 의해, 그 주위의 조직이 팽창하고 관절 내 압력이 높아지기 때문에 나타날 수 있다.

2) 냉기

어깨 주위의 냉기에 의해 혈행장애가 생기고 통증이 나타날 수 있다. 특히 새벽이 가장 체온이 저하되는 시간대로, 통증을 호소하는 경우가 많다.

3) 항상 어깨가 긴장되어 있는 경우

평소 통증에 의해 어깨관절 주위 근육의 방어성 수축이 유발되어 항상 어깨 주위가 긴장되어 있는 환자가 많다. 이 때문에 가동 범위 제한이 생기고, 수면 중 뒤척임에 의해 관절 운동이 강제되어 통증이 나타나는 원인 중 하나일 수 있다.

4) 수면 시 어깨의 정렬(alignment)

바로누운자세에서는 침대와 어깨 사이에 틈이 생기기 쉽다. 어깨가 불안정한 상태가 되어 무의식적으로 근육의 긴장이 높아짐과 동시에 어깨의 앞면 연부조직이 늘어나 통증을 일으킨다. 그리고 팔꿈치가 펴지면 어깨의 가쪽 돌림이 강제되어 통증이 유발되기 쉽다.

환부 쪽을 아래로 한 옆누움자세에서는 환부 쪽에 압력이 가해져 통증이 유발된다. 또한 반대로 환부 쪽을 위로 한 경우에는 어깨의 수평 모음이 강제되어 관절주머니나 돌림근띠가 늘어나 통증이 나타날 수 있다.

ⓒ 야간 통증을 줄이기 위한 연구

1) 냉기를 예방

차가워지면 근육의 긴장은 증가되어 혈행 불량이 된다. 겨울철에도 목에서 어깨에 걸쳐 이불 밖으로 나와 있기 때문에 주의해야 한다. 여름철의 더운 시기, 특히 에어컨을 사용하면 쾌적함을 느낄 수 있지만 어깨 주위가 차가워지므로 주의해야 한다. 소매가 있는 잠옷을 고르고, 어깨 주변에는 수건을 걸치는 등 대책을 세워야 한다.

2) 포지셔닝(positioning)

포지셔닝(positioning)이란 쿠션 등을 이용하여 안전하고 편안한 자세를 유지하는 것을 말한다. 오십견에서 포지셔닝은 긴장을 풀고 과도한 근육의 긴장을 완화시키며, 통증이 적은 자세를 취하는 것을 목적으로 한다.

구체적으로는 베개의 높이 조절이나 어깨관절의 안정성 확보 등이 필요하다(그림 9~12).

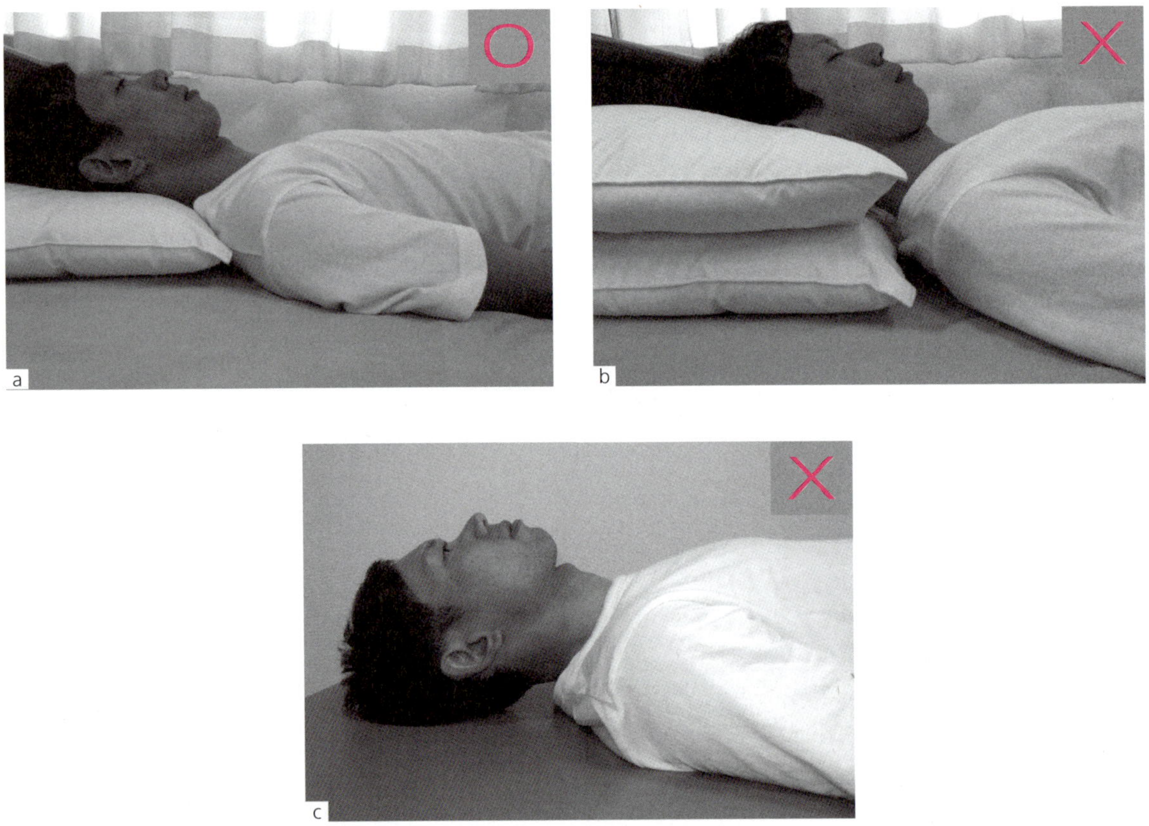

그림 9 베개의 높이 조절

a: 적절한 높이. 높이가 5~6cm인 것이 좋다. 아침에 일어나서 증상이 악화되어 있는 경우에는 높이가 맞지 않을 가능성이 있다. b: 너무 높다. 목의 굽힘으로 뒷부분의 근육이나 인대가 계속 늘어나 부담을 주게 된다. c: 너무 낮다. 목뼈의 앞굽힘이 계속 강제되어 있는 형태가 되어 부담을 주게 된다

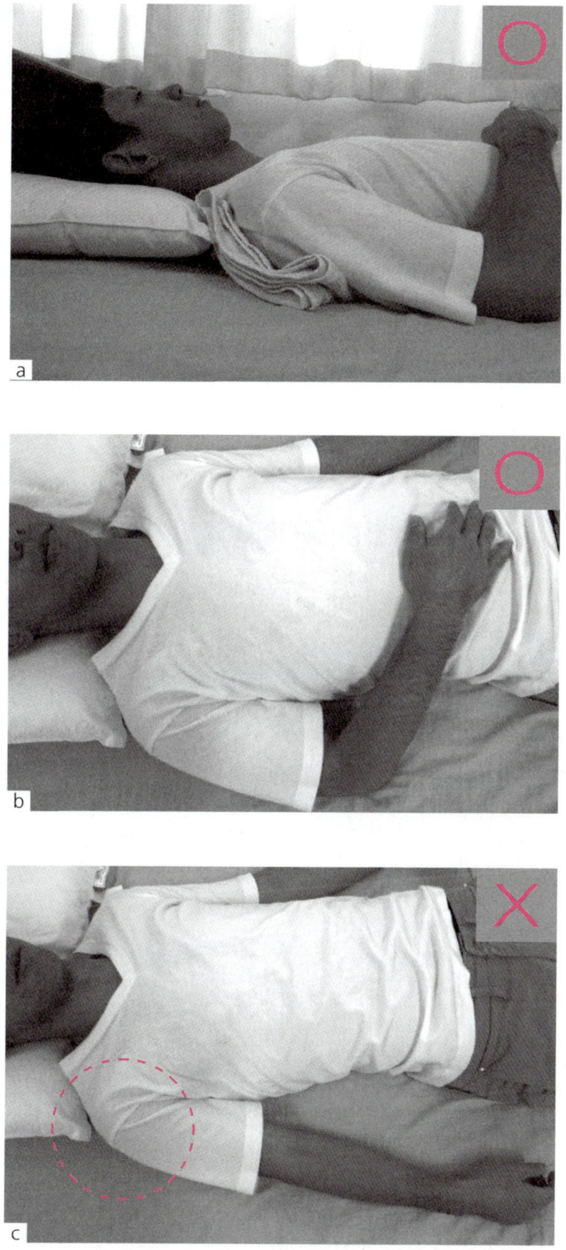

그림 10 바로누운자세의 포지셔닝

a: 침구와 어깨 사이의 틈을 메울 수 있도록 어깨 아래에 수건을 집어넣는다. 수건이 어긋나지 않게 속옷과 잠옷 사이에 넣는 것도 좋다. b: 좋은 예. 팔꿈치는 굽힘 자세로 한다. c: 나쁜 예. 팔꿈치가 펴지면 어깨의 가쪽 돌림이 강제된다.

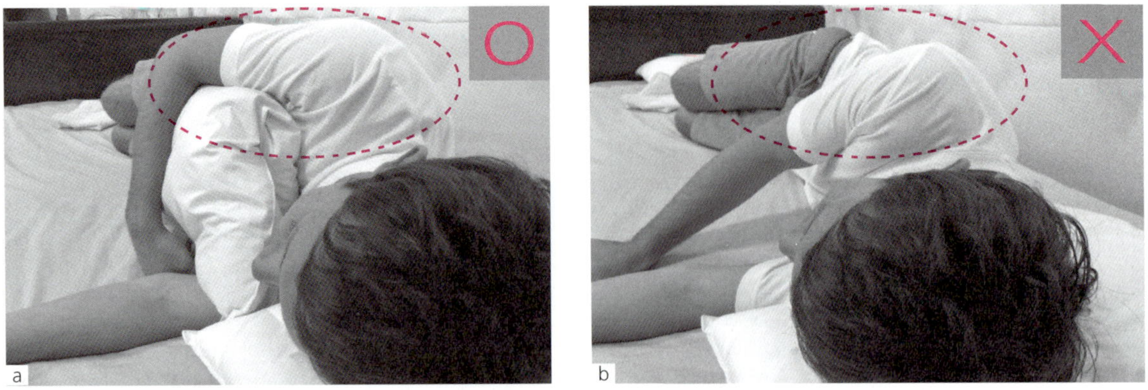

그림 11 옆누움자세의 포지셔닝 ①

a: 좋은 예. 어깨 주위의 조직이 늘어나면 부담이 되기 때문에 베개 등으로 중간자세를 유지한다. b: 나쁜 예. 어깨를 안쪽 및 가쪽 돌림의 중간자세로 하면 수평 모음이 강제되기 쉽다.

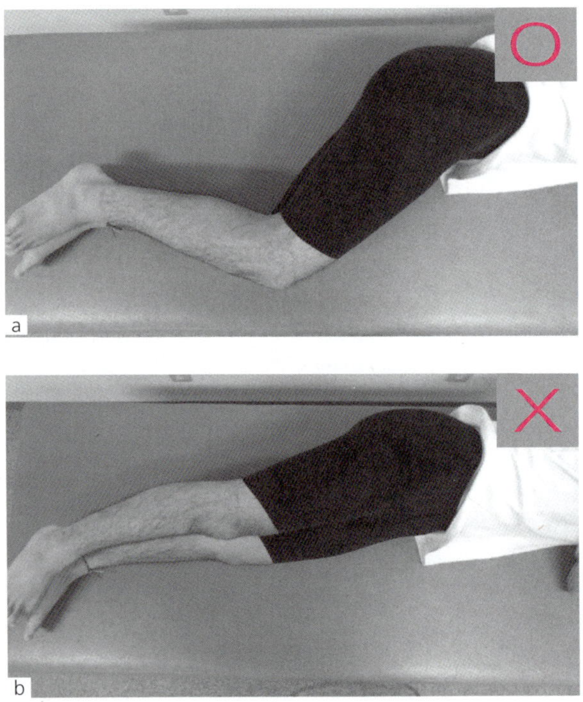

그림 12 옆누움자세의 포지셔닝 ①

a: 좋은 예. 엉덩관절, 무릎관절을 굽힘 자세로 하여 골반이 뒤로 가지 않도록 안정시킨다. b: 나쁜 예. 엉덩관절, 무릎관절의 폄자세에서는 골반은 뒤로 돌아가고, 팔이음뼈도 뒤로 빠진다.

7. 그 밖에 일상생활에서 주의해야 하는 동작

ⓐ 사무직 등 같은 자세로 장시간 보내는 작업

컴퓨터로 하는 작업이나 독서 등 긴 시간동안 앉은 채로 작업하면 통증이 악화된다.

ⓑ 집안일

1) 세탁

빨래를 말리는 작업에 어려움을 겪는다. 건조대에 바로 널지 말고, 통증이 없는 높이에서 옷걸이에 널어 건조대에 걸도록 한다. 특히 이불과 같이 무거운 것을 말리는 것은 통증이 강한 시기에는 피하는 것이 좋다.

2) 청소

청소기를 돌리거나, 걸레질 등 모든 동작이 제한된다. 통증이 강한 시기에는 무리하게 하지 않는 것이 원칙이다. 진공청소기의 손잡이를 최대한 길게 하도록 한다.

3) 장보기

무거운 물건을 드는 것이 어렵다. 실내에서는 카트를 이용하여 부담을 줄이도록 한다. 짐도 최소화하고 손에 드는 유형의 장바구니보다 어깨에 걸치는 유형이 더 부담을 줄일 수 있다. 배낭과 같은 유형도 어깨에 직접 부담을 주지는 않지만 어깨의 앞면에 통증이 있을 경우에는 피하는 것이 좋다.

ⓒ 자동차 운전

증상이 어느 쪽에 있는지에 따라 난이도 차이가 있다. 오른쪽에서는 시동을 걸거나 기어 변속 등이 필요하고 왼쪽에서는 방향 지시등 조작 등이 필요하다. 어떤 경우에도 핸들을 돌리는 동작에서는 통증이 일어나기 쉽다. 먼저 안전을 우선으로 하여 무리하지 않는 범위에서 운전을 하는 것이 좋다.

ⓓ 그 외

일상생활에서는 지금까지 서술한 것 외에도 팔을 사용하는 동작은 많이 있다.

- 전화기로 손을 뻗는 동작
- 화장실에서 물을 내리기 위해 손을 뻗는 동작
- 바닥에 떨어진 물건을 줍기 위해 손을 뻗는 동작
- 알람시계를 끄는 동작
- 테이블 위에 있는 컵을 잡는 동작
- 등, 오십견에서는 특히 아무렇지도 않은 동작으로 강한 통증을 일으킬 수 있다. 움직인다고 의식하는 경우에는 문제가 없던 동작이라도 무의식적으로 손을 뻗는 순간에 통증이 일어날 수 있으므로 주의해야 한다.

B. 예방

오십견은 원인 불명의 질환이기 때문에 확실한 예방책은 밝혀지지 않았다. 그러나 만성적인 어깨에 대한 부담이 오십견을 유발하는 하나의 원인이 아닐까 한다. 또한 오십견 환자의 자세를 보면 어깨에 부담이 가는 자세를 하고 있는 경우가 대부분이다.

'어깨 결림은 오십견으로의 위험 신호'라고도 한다. 어깨 결림은 목이나 어깨 주변의 근육이 긴장하여 혈류가 나빠진 결과로 통증이 생긴 상태이다. 통증이 오래 지속되면 그 통증 때문에 긴장이 증강되어 더욱 통증이 심해지는 악순환에 빠질 수 있으며, 오십견이 걸릴 위험도 높아진다. 평소에 어깨 결림이 있는 환자는 주의할 필요가 있다.

1. 오십견의 조짐? 어깨 결림의 원인과 대책

어깨 결림에는 '운동 부족', '나쁜 자세', '스트레스' 3개가 크게 영향을 미치고 있다.

어깨 결림의 3대 원인

- 운동 부족: 전신의 근육이 굳는다.
- 나쁜 자세: 나쁜 자세에 의해 같은 근육에만 부담이 가게 된다.
- 스트레스: 심한 스트레스는 신체를 긴장시키고, 혈류를 저하시킨다

2. 생활에 운동과 휴식을 도입하자

현대인은 일부러 의식적으로 신체를 움직이지 않는 경우에는 운동 부족이 대부분이다. 최근에는 어린이들의 운동 부족이 문제가 되어 어깨 결림을 호소하고 있는 어린이들도 늘고 있다.

운동 부족이 되면 몸 전체의 근육을 사용할 기회가 적고, 전신 근육의 혈류가 나빠져 결림이 나타나기 쉬운 상태가 된다. 특히 앉아서 일을 하거나 장시간 운전하는 경우에는 어깨 주위의 같은 근육에 부담을 주게 된다. 장시간, 같은 근육에 부담이 가는 것이 어깨 결림의 원인이다. 또한 운동 부족에 의한 근력의 저하도 원인이 된다. 근력이 약해져 있을 때 업무나 집안일로 부담을 주게 되면 어깨 결림의 증상이 나타나게 된다.

여기에서는 어깨 주위의 긴장을 풀어주는 운동을 소개한다. 업무나 집안일을 하는 동안에 꾸준히 하도록 한다(그림 13, 그림 14). 또한 어깨 주위의 운동뿐만 아니라 걷기 등 전신 운동도 혈행 불량을 해소하는 데 좋다.

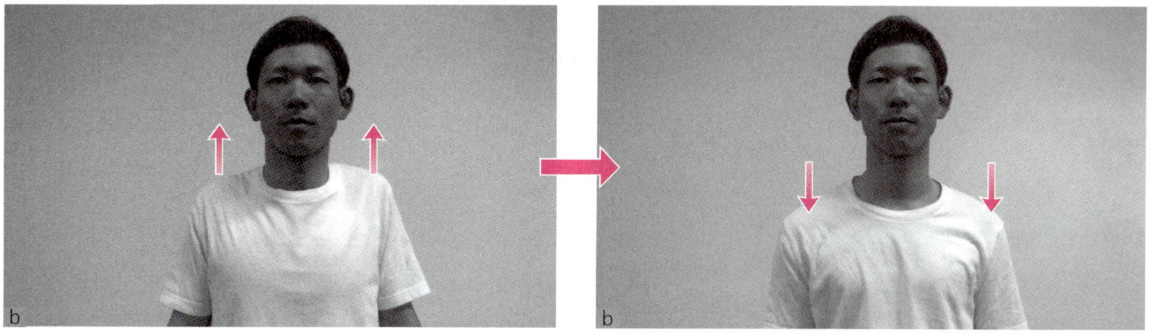

그림 13 목과 어깨 주위의 긴장을 풀어주는 운동
a: 어깨를 올린다. b: 어깨를 천천히 내린다. 필요 이상으로 힘이 들어가 어깨가 올라가는 경우가 많으므로 가능한 한 아래로 내리는 것을 의식하며 한다.

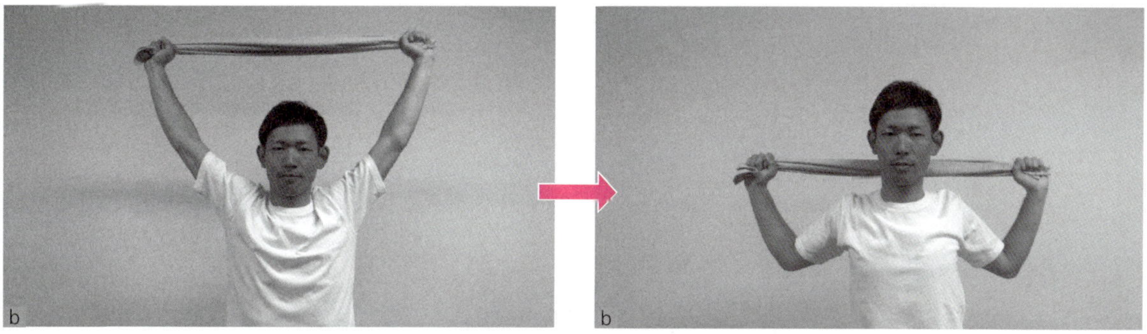

그림 14 어깨뼈의 움직임을 이끌어 내는 운동
a: 수건을 사용하여 끝을 양손으로 잡고 팔을 올린다. b: 천천히 팔꿈치를 굽혀 수건을 머리 뒤로 내린다.

3. 나쁜 자세

여기에서 말하는 나쁜 자세는 일상생활 속에서의 자세의 왜곡을 가리킨다. 의자에 앉아 고개를 내밀고 모니터 화면을 바라보거나, 등을 구부리는... 등 이러한 자세의 왜곡에 의해 특정 근육의 피로를 일으키고, 이것이 결림으로 이어지게 된다.

좋은 자세에 대해서는 p. 69 제3장의 'D. 자세에 대한 평가'를 참고하도록 한다. 일상생활에서 나쁜 자세가 되기 쉬운 예로 다음과 같은 것들이 있다.

① 푹신푹신한 소파에 앉는다.
  푹신푹신한 소파에서는 몸이 소파에 파묻혀 자세가 왜곡된다. 어느 정도 딱딱한 의자에 앉는 것이 좋다.

② 책상과 의자의 높이가 맞지 않는다.
  책상에 앉아 일하는 사람은 직장 환경을 돌이보도록 한다(그림 15).

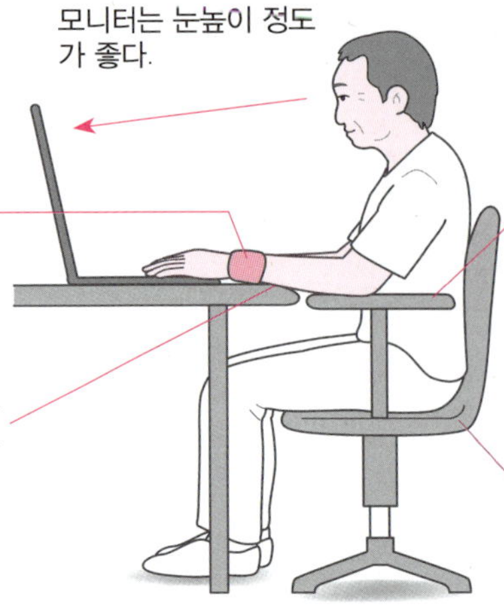

그림 15 책상과 의자의 높이가 맞지 않는다.

4. 스트레스

심한 정신적 스트레스도 결림의 원인으로 알려져 있다. 심한 스트레스가 지속되면 자율신경이 무너진다. 자율신경의 작용에는 혈류의 조절이 포함되어 있다. 따라서 혈행장애를 일으키는 원인이 되고, 그것이 어깨에 생긴 경우 어깨 결림이 되는 것이다. 운동이나 취미 활동 등 나름대로의 스트레스 해소법을 찾도록 한다.

어깨 결림은 컴퓨터나 가전제품 등에 의해 우리의 생활이 편해진 것의 폐해일지도 모른다. 가능한 한 일상생활 속에서 몸을 움직일 기회를 만드는 것이 무엇보다 좋은 예방이라고 할 수 있다.

참고문헌

第1章 肩関節のしくみ

- 中村隆一(編著) : 臨床運動学. 第 3 版, 医歯薬出版, 2002
- 加藤文雄(監) : 肩が痛い, 腕が上がらない一五十肩. NHK きょうの健康Qブック⑳, NHK 出版, 2001
- 古東整形外科・内科 : 患者さんのための病気・ケガの参考資料. 2005 (http://kotoseikegeka.life.coocan.jp/index.htm)
- 渡辺指圧治療院 : 肩関節①胸鎖関節の解剖学 (靭帯・関節包と胸鎖関節の動き). 2014 (http://cuon.me/shiatsu/post-260)
- 岡田 隆 : プロが教える骨と関節のしくみ・はたらきパーフェクト事典. ナツメ社. 2013
- 森原 徹, 他 : リハに必要な五十肩のキネマチックス. *J Clin Rehabil* 2009 ; **18** (8) : 685-694
- 赤羽根良和 : 肩関節拘縮の評価と運動療法. 運動と医学の出版社, 2013
- 菅谷啓之 : 肩関節のみでなく. 全身をみる-内部構造が破綻する前に, 機能改善を. トレーニングジャーナル2006 ; **28** (11) : 12-15
- Clay JH, et al. (大谷素明監訳) : クリニカルマッサージ. 医道の日本社, 2004

第2章 五十肩とは

- 橋本 淳, 他 : 肩診療マニュアル. 第 3 版, 医歯薬出版, 2004
- 高岸憲二 (編) : 肩関節・肩甲帯. 最新整形外科学大系 13, 中山書店, 2006
- 織田弘美, 他 (編) : 整形外科クルズス. 改訂第 4 版, 南江堂, 2003

3章 評価

- 植村研一 : 痛み・しびれの病態生理と臨床評価. PT ジャーナル 2008 : **42** (2) : 95-103
- 諸橋 勇 : 痛みとコンディショニング. 高橋仁美, 他 (編) : 理学療法士のためのコンティショニング入門-運動療法の効果を引き出すためのアプローチ. 中山書店, 2010 : 32-34
- 仲田公彦 : 整形外科領域における疼痛対策-痛みの総合的評価と QOL. 別冊整形外科 1995 ; **27** : 25-28
- 嶋田智明 : 疼痛の評価法の特徴, 適応, 方法. 鈴木重行 (編) : 疼痛の理学療法・理学療法 MOOK 3, 三烏書店, 1999 : 30-41
- 松原貴子 : 痛みへのアプローチの進め方. 嶋田智明, 他 (編) : 肩関節運動機能障害-何を考えどう対財るか. 理学療法プラクティス. 文光堂, 2009 : 30-41
- 西川仁史 : 肩関節周囲炎の機能解剖学的病態把握と理学療法. 理学療法 2013 ; **30** (6) : 650-663
- 山口光圀 : 肩の機能評価のエッセンス. 嶋田智明, 他 (編) : 肩関節運動機能障害-何を考えどう対処するか. 理学療法プラクティス. 文光堂, 2009 : 30-41
- 赤羽根良和 : 肩関節拘縮の評価と運動療法. 運動と医学の出版社. 2014 ; 51-5-4, 77-81, 95-122
- 勝木秀治 : 五十肩のリハビリテ-ション. 総合リハビリテーション 2012 ; **40** (4) : 337-346
- 後藤英之:肩関節の機能解剖学理解のポイント. 理学療法 2013 ; **30** (6) : 628-633
- 佐藤大志, 他 : インピンジメント症候群の機能解剖学的病態把握と理学療法・理学療法 2013 ; **30** (6) : 641-649
- 森原 徹, 他 : リハに必要な五十肩のキネマチックス. *J Cin Rehabil* 2009 ; **18** (8) 685-694
- 中村隆一 (編著) : 臨床運動学. 第 3版, 医歯薬出版, 2002 : 336
- 嶋田智明, 他 (編) : よくわかる理学療法評価・診断の仕方-エビデンスから考える. 文光堂, 2012 : 41
- 森原 徹, 他 : パフォーマンス UP! 運動連鎖から考える投球障害-診察室からグランドまでをつなぐアプローチ. 全日本病院出版会, 2014 : 14-18

第4章 リハビリテーションとホームエクササイズ

- 林 典雄 : 機能解剖学的触診技術-上肢. メジカルビュー社, 2005
- 加藤文雄 (監) : 肩が痛い, 腕が上がらない-五十肩. NHK きょうの健康Qブック⑳, NHK 出版, 2001
- 唐澤達典 : 肩関節の障害に対する運動療法の実際. 理学療法 2013 : **30** (3) : 294-298
- 山田稔晃, 他 : 肩関節周囲炎に対するセルフエクササイズ. 理学療法 2008 : **25** (7) : 1038-1043
- 武富由雄 (監) : 市原則明 (編) : 理学療法プログラムデザイソーケース別アノローチのポイントと実際. 文光堂, 2009
- 柳澤 健, 他 (編) : PNFマニュアル, 第 2 版, 南江堂, 2005
- 日野高睦, 他 : MRI による "いわゆる" 五十肩の病態に関する研究, 神戸大籍祁医学部紀要, 2000 ; **61**

(1・2・3)：11-20
・三浦雄一郎, 他：病期別にみた運動療法のありかた. クリニカルリハビリテーション 2009；**18** (8)
・山野仁志, 他：いわゆる五十肩の評価 ・ 理学療法のポイント. 理学療法 2006；**23** (3)
・村木孝行：五十肩と理学療法, 理学療法ジャーナル 2013；**47** (7)
・西川仁史：肩関節周囲炎(いわゆる五十肩) の理学療法. 理学療法 2006；**23** (12)
・市川徳和, 他：五十肩の関節所見. 整形 ・ 災害外科 2004；**47** (3)
・対馬栄輝 (編)：筋骨格系理学療法を見直す. 文光堂, 2011
・山田稔晃, 他：肩関節周囲炎に対するセルフエクササイズ. 理学療法 2008；**25** (7)
・宮本重範：肩関節のモビライゼーション-特に五十肩に対する治療について-. 理学療法学 1986；**13** (2・3)
・山口光國：五十肩に対する運動療法. 理学療法 1998；**15** (5)
・橋本 淳, 他：パンピングによる joint distension. 整形 ・ 災害外科 2004；**47** (3)
・林 典雄：肩関節拘縮の機能解剖学的特性. 理学療法 2004；**21** (2)
・相澤利武：五十肩に対するマニプレーション. 整形・災害外科 2004；**47** (3)
・林 典雄, 他 (編)：整形外科運動療法ナビゲーション-上肢・体幹. 改訂第 2 版, メジカルビュー. 2014
・小林靖幸：肩関節周囲炎の診断と治療最近の動向. 理学療法 1998；**15** (5)
・鈴木重行：肩関節周囲炎の徒手的療法. 理学療法 1998；**15** (5)

第5章 生活指導

・設楽 仁, 他：オーバービュー：五十肩とは. *J Clin Rehabil* 2009；**18** (8)：680-684
・宇高千恵, 他：五十肩のADL と QOL. *J Clin Rehabil* 2009；**18** (8)：695-702
・伊藤利之, 他(編)：新版日常生活活動 (ADL)-評価と支援の実際. 医歯薬出版, 2010
・井上雄一：ササッとわかる「睡眠障害」解消法. 講談社, 2007
・星川吉光：スーパー図解くび・肩・背中の痛み-不快な症状を消し去る生活処方と最新治療. 法研, 2008
・嶋田智明, 他 (編)：肩関節運動機能障害一何を考えどう対処するか. 理学療法プラクティス. 文光堂, 2009

Column I：肩関節の運動感覚

・沖田一彦：認知運動療法 (整形外科編). 理学療法学 1998；25 (Supplement 3)：47
・宮本省三：脳のなかの身体-認知運動療法の挑戦. 講談社現代新書, 2008
・Perfetti C, 他 (小池美納訳)：認知運動療法-運動機能再教育の新しいパラダイム. 協同医書出版社, 1998

Column 2：諸外国における五十肩

・三笠元彦：五十肩の歴史. 整・災外1994；**37**：1527-1532
・信原克哉：肩. その機能と臨床第3版医学書院, 2001 156-161
・高岸健二：整形外科知ってるつもり五十肩. 臨床整形外科 1999；**34** (I)：50-51
・橋本 卓, 他：肩関節包の神経および血管の変化. 整形・災害外科 2000；**43**：9-18
・熊谷 純：五十肩の滑膜および関節包所見. 整形・災害外科 2000；**43**：19-25

Column 3：画像診断

・日野高睦, 他：MRI による“いわゆる”五十肩の病態に関する研究, 神戸大学医学部紀要 2000；**61** (1·2·3)：11-20
・林 典雄 (編)：特集 肩関節インピンジメント症候群：どう診て, どう治すか. 臨床スポーツ医学 2013；**30** (5)：339-488
・市川徳和, 他：五十肩の治療一五十肩の関節鏡所見. 整形・災害外科 2004；**47** (3)：229-235

Column 4：注射療法

・三笠元彦：五十肩の注射療法. 整形・災害外科 2004；**47** (3)

Column 5：物理療法

・木村貞治 (編)：理学療法士のための物理療法臨床判断ガイドブック. 文光堂, 2007
・白石貢一郎, 他：五十肩に対する SSP 療法とマニュピュレーションの応用. 理学療法学 1992；**19** (4)

Column 6 ： 手術療法

・ 井手淳二：五十肩に対する手術療法. クリニカルリハビリテーション 2009：**18** (8)
・ 山崎哲也, 他：五十肩に対する鏡視下靭帯切離術. 整形・災害外科 2004；**47** (3)

[맺음말]

본서는 '오십견의 치료법에 무엇이 있을까'하고 생각하고 있는 초보 치료사와 '요즘에 어깨가 아픈데 오십견인가'라고 생각하고 있는 일반인들을 위해 쓴 것이다. 특히 홈 운동의 항목에서는 지금 마침 오십견으로 앓고 있는 사람이 바로 실천할 수 있도록 이해하기 쉬운 말로 설명하도록 노력했지만, 그래도 설명이 필요한 몇 가지 용어에는 해설을 덧붙였다. 그리고 직관적으로 이해가 가능하도록 사진과 그림을 많이 이용하였다.

제1장에서는 꼭 알아야만 하는 어깨관절의 구조를 그 구조와 운동의 관점에서 설명하였다. 어깨관절을 중심으로 한 해부학적인 해설이지만 너무 어렵지 않도록 내용을 엄선하였다. 제2장에서는 '오십견'이란 어떤 상태를 말하는 것인지에 대해서 많은 문헌을 참고하여 설명하였다. 또한 감별이 필요한 어깨의 질환에도 언급하였다. 제3장에서는 오십견의 평가방법을 나타내었다. 통증이나 운동 제한은 물론 근육의 상태, 이상적인 자세에 대한 견해도 설명하였다. 제4장은 오십견의 병기를 세 가지로 나누어 치료사가 하는 도수 치료를 주체로 한 재활 치료와 가정에서 할 수 있는 홈 운동을 각각 설명하였다. 고전적인 치료법부터 새로운 방식을 도입한 치료법까지 실천하기 쉬운, 많은 방법을 소개하였다. 제5장은 어깨의 움직임을 꼭 필요로 하는 일상생활에서의 옷 갈아입기, 몸가짐, 목욕, 수면 중의 자세 등에 대해서 구체적으로 기술하였다. 일상생활에서 어깨를 잘 관리하는 것이 중요하다. 또한 지면상 상세하게 소개할 수 없는 내용에 대해서는 '포인트'를 넣어 간단하게 각 칼럼에서 정리하였다.

끝으로, 본서를 출간할 기회를 주신 진단과 치료사의 堀江康弘 편집부 부장님, 편집부의 土橋幸代씨, 横手實昭씨에 감사를 표한다. 또한 사진 모델을 호쾌하게 허락해준 高田정형외과 Ortho Clinic의 물리치료사 尾淵泰仁씨에게 감사드린다.

필자도 수십년 전에 왼쪽 어깨, 다음으로 오른쪽 어깨로 양쪽 어깨에 오십견(사십견?)이 왔다. 밤잠을 이루지 못하고 너무 아팠다는 기억은 있지만, 그 고통은 다시 떠올리고 싶지 않다. 필요한 시기에 필요한 운동을 하여 어깨의 운동 제한이 전혀 남지 않았다. 그러나 지금은 이 원고를 쓰기 위해서 장기간 키보드를 쳐 엄지손가락의 관절염이 조금 걱정되기는 한다.

나가노 보건의료대학 보건과학부
재활학과

Yoshihiko YAMAMOTO

찾아보기

한글 찾아보기

기타

영문 찾아보기

A, C

D, E, F, H, I

J, L, M, N, O

P, R, S

T

V, Y